直観力と生命の大いなる神秘の源

【鉄の力】で吹き飛ばす「病い・絶不調」改善マニュアル

野中鉄也
岸千鶴
牧野内大史
三ツ野みさ

特別対談
野中鉄也
×
猪股恵喜
『だし＆栄養スープ』
有限会社千年前の食品舎
代表取締役

ヒカルランド

鉄は美といのちへの贈り物

鉄で心・体・魂を豊かにする！
鉄で人生がいっきに開花する!!
鉄緑茶の作り方、鉄ミネラルアドバイザーも一挙掲載！
全方位から人生を変えたいあなたに贈る、鉄分の指南書！

目次

鉄とお茶は一緒に飲んで大丈夫だった！
鉄の吸収をよくするために
現代医学が教えないこととは？

OD（起立性調節障害）と鉄の関係

――うつも鉄不足が原因だった？　87

鉄が足りれば
ミトコンドリアの働きも活発になる！
全てのエネルギー源、ミトコンドリアの秘密　119

まとめ 鉄ミネラルを生活に取り入れるために実践すべきこと

ボーンブロススープで効率よく鉄ミネラルを摂取する！　169

対談
野中鉄也氏（一般社団法人　鉄ミネラル　代表講師）
×
猪股恵喜氏（千年前の食品舎　代表取締役）

実践論！ 鉄緑茶の作り方
──飲めない人もできる効率的な鉄のとり方 205

カバーデザイン　重原隆
イラスト　牧野内大史、田中ナギ
編集協力　宮田速記

鉄ミネラルについて

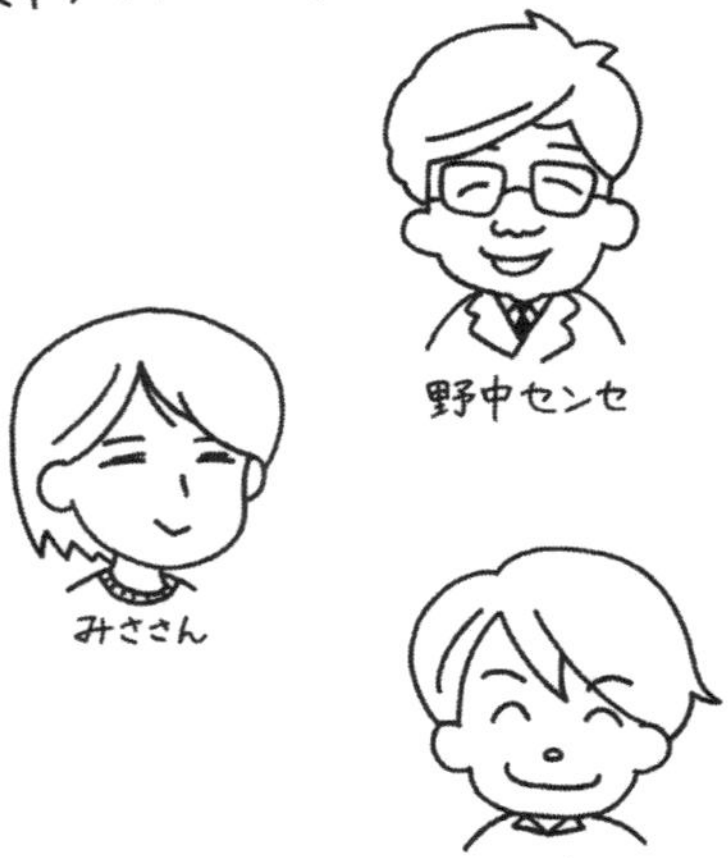
野中センセ
鶴ちゃん
みささん
マッキー

★特別出演★

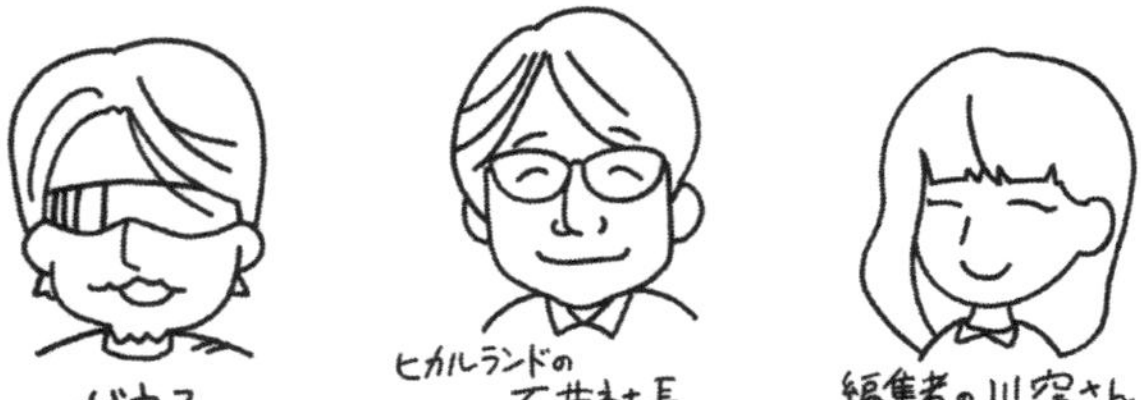
ゼウス
ヒカルランドの
石井社長
編集者の川窪さん

時・2023年11月20日(月)
於・イッテル珈琲

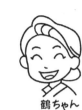

霊感力を目覚めさせるスイッチは鉄だった!?

——鉄ミネラルの先駆者、野中センセは「鉄」で生まれ変わった！

■鉄との出会いと始まり
――鉄は直感・霊感力を目覚めさせるスイッチ

鶴ちゃん　まずセンセがどう変わったか。初めて会ったころのセンセは声に全然張りがなくて、すごく弱々しかったんですよ。うつだったセンセが、お肌もツルツルになってこんなに元気になった。鉄不足だった野中センセの変化を見れば、鉄ってすごいんだなと感じます。

野中センセ　鉄不足を侮るな、冷えを見過ごさない、鉄ってすごいんだねというのを本書では伝えていこうと思います。

マッキー　エネルギーのあらゆるところで鉄がかかわっているということですよね。

野中センセ　うちの講座では難しいことを伝えようとはしていなくて、「何かおもしろそうだからやってみようかな」と思ってもらえるところがゴールなんだよ。

鶴ちゃん　それに行きたくなる話をしてください。

マッキー　ちなみに、鉄をとるときはキャラクターの鉄玉子とか、鉄の中に入れて煮出すものを使うんですよね。

鶴ちゃん　それでもいいし、中がコーティングされてない南部鉄器。

野中センセ　簡単に鉄をとろうと思ったら、今ならネット通販サイトで2000～3000円で鉄の片手鍋が買えるので、普通にお野菜を料理するだけで自然に鉄がとれる。本書では、そういう調理器具と鉄のお話も紹介します。鉄を入れたお茶「鉄緑茶」についてもお話しします。

鶴ちゃん　とにかくこの本を読んで、一回は鉄緑茶を飲んでみようと思ってほしいし、それで栄養指導ができるアドバイザーさんが増えるのもいい。

マッキー　「鉄緑茶はこれだけ黒いけど大丈夫だよ」ということも知ってほしいよね。

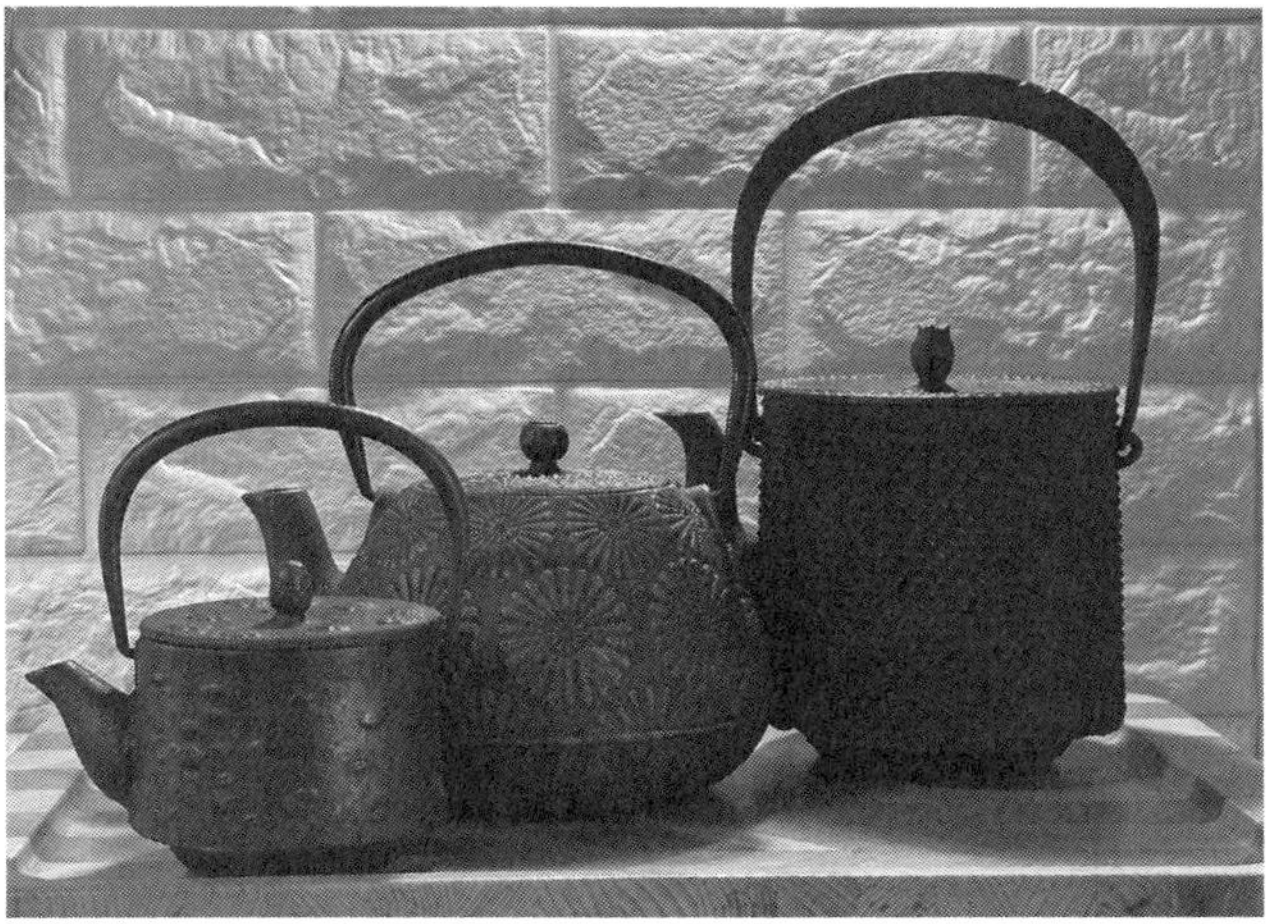

南部鉄器　©岸千鶴

野中センセ　それも色が薄い状態で飲んだほうがいい人もいれば、濃くても大丈夫な人もいる。

鶴ちゃん　私はあまりにも濃くなるとダメ。

マッキー　僕は鉄っぽさを全然感じないんだけど。

みさ　私は濃ければ濃いほどいいなと思う。

鶴ちゃん　元気になってるね。

野中センセ　体の状態で反応が全然違うので、それに合わせる。実は人間が外から押したり引いたりして体の状態を変えているんじゃなくて、体が自分のペースで回復できるようにお手伝いしているという感覚が強いので、鉄が不足しているからといって無理やり鉄だけを入れようとしてもうまくいかない場合がある。「オレ、まだ準備ができてないから無理」というので拒否反応が出るようなら、そこは無理しない。とはいえ、それで何もしなければ回復できないから、「そのときはこうしてください」とプログラム化しています。それが特徴です。「体に合わないからやめる」は、思い違い。

マッキー　今、協会にそれだけのノウハウが蓄積されているということですよね。鶴ちゃんが言っていた「鉄をとれば目覚める」というか。

鶴ちゃん　鉄によってスイッチが入るから、結局脳の働きもよくなるし、センセも直感でポンポンポンとアイデアが浮かんだりしているし。センセを通じて出会った漁師さんも、「直感ですよ!」とすごく言っている。

マッキー　その直感のスイッチが入るために一番大事なのが鉄ということですよ。「鉄が意識が目覚めるスイッチになっている」というのは具体的にどういうことですか?

野中センセ　それを細かく解説していくと、鉄は脳内はもちろん、あらゆるエネルギーの最初で使われているんです。

みさ　細胞の話になるんです。チャクラも全て細胞というか体の中のものなので、チャクラにも当然鉄が必要です。人の覚醒というか、霊体のエネルギーも全部それに関連している。私たちは霊的人間なので、そういう意味で本来の状態に目覚めるというか、本来の覚醒した状態に戻っていくんですね。

鶴ちゃん　覚醒と言いたくないんだけど、覚醒なんだよね。

みさ　そう。霊的なインスピレーション。インスピレーションとも言いたくないな。霊感力。本来持っている霊感力が目覚め始めるのに鉄が必要という感じなんですよ。人間の肉体と霊体と心は全部一つなので。

野中センセ　まだつながりはわかってないけど、おやっと思ったのは、セロトニンがつくられるのが松果体で、松果体の働きも栄養素にすごくつながっている。

みさ　松果体にもすごく鉄が必要。そこに霊的なインスピレーションを覚醒させるスイッチがあるから。

マッキー　実はそのスイッチが鉄かもしれないというお話ですよね。

鶴ちゃん　結局鉄をとる前の野中センセはボロボロだから（笑）、今の自分との差を、センセ、教えてください。

■挫折経験の中で得たメッセージ ――鉄に導かれるまでの野中センセ

マッキー　野中センセの個人的なエピソードが知りたいですね。鉄によってどう変化したのか。

鶴ちゃん　最初に私がセンセに会ったときはオバケみたいだった。歩く屍《しかばね》みたいな感じだった。京大の先生とは思えなくて、名刺をもらって、エーッと思った。今はお肌ツルツルでママに大人気のセンセになったのは、本当にただ鉄を積極的にとって体の中で働いてもらった結果、人生が激変したということでしょう。

みさ　そもそもセンセが京大の工学部にもかかわらず、究極的な油をつくろうと思って研究をしていくなかで、鉄ミネラルの水につながっていったんですよね。

鶴ちゃん　そもそも京大にずっといられたこと自体が奇跡だと思うけど、それは宇宙のはからいだと思っています。

みさ　そして工学部からなぜ農業なのか。

鶴ちゃん　そこがおもしろいよね。それで結局漁業の人ともつながって、地球の再生に向かっている。

みさ　漁業と農業、畑、山と全部連動している。全部一つじゃないですか。その循環も含めてセンセのお話を教えてください。

野中センセ　では、20歳の覚醒のお話から始めます。

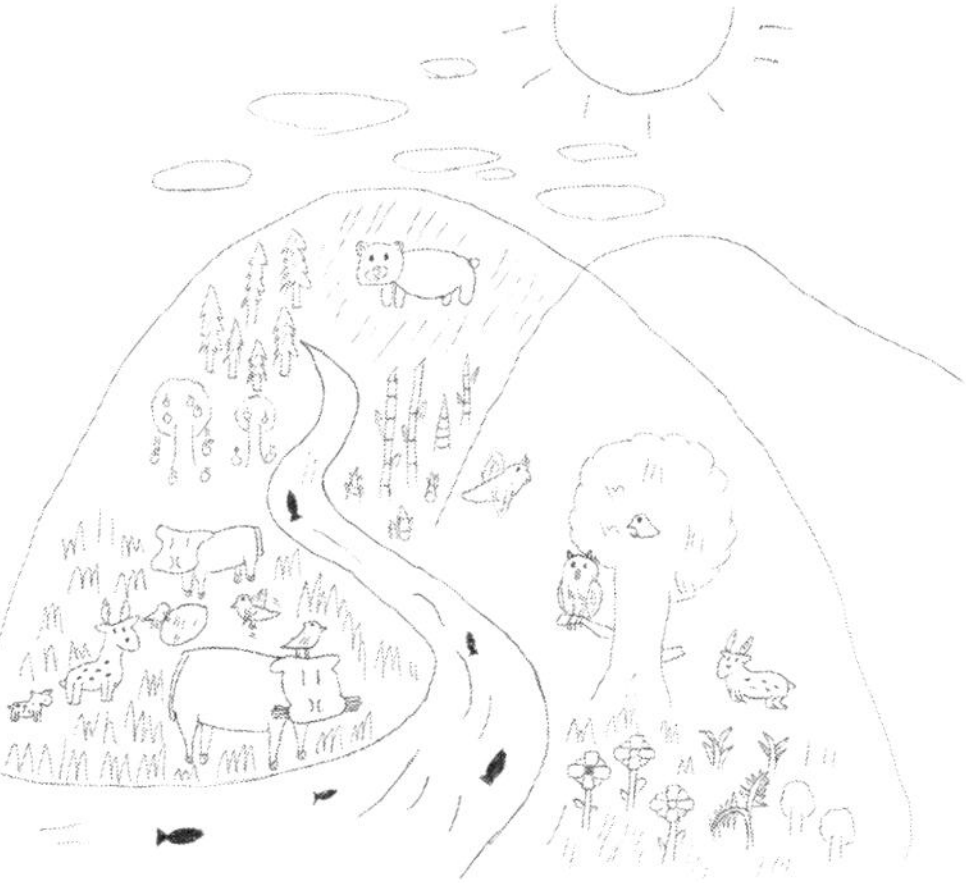

漁業、農業、畑、山、これらは全て循環している　© 田中ナギ

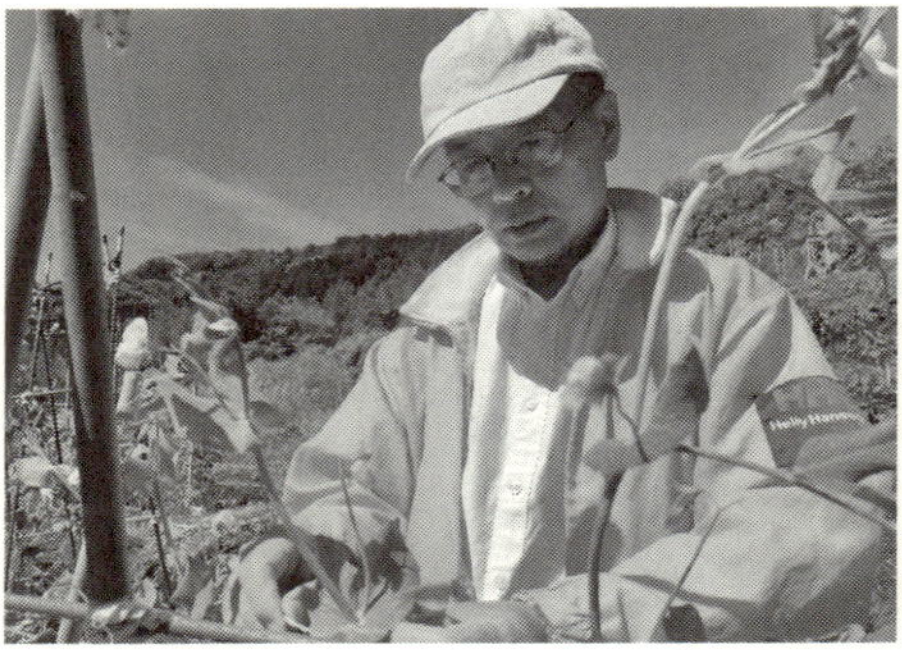
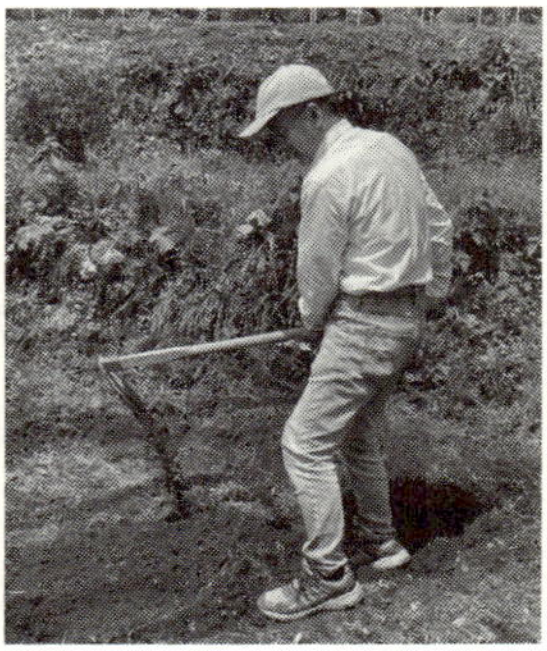

鉄ミネラル野菜を作る野中センセ

大分から出てきて京都大学工学部2回生の20歳のころ、ある出来事があってもう一度自分のキャリアを考え直そうと思ったら、いろいろわからなくなってすごく混乱していました。科学や哲学がそれを解決してくれるかなとぼんやり思っていたんだけど、大学に入学して先生から「科学や哲学は真理を伝える学問ではありません」とピシャッと言われてどうすりゃいいんだと思ったのです。

鶴ちゃん　そのころ科学者、研究者になろうとしたんですか?

野中センセ　自動車のエンジニアになりたかったけど、いろいろな出来事が重なってちょっと難しくなりました。もしそこに行かないとしたら、自分に何ができるのか、何がしたいのだろうと思って考え直したら、何も手がかりがないことに気がついて、うつ状態になった。何が好きかとか理屈じゃないからね。

たまたまそのときモーツァルトの音楽を聞いていたら、

急に意識がふっと入ってきて、**「君は宇宙とつながっているので全部自分で決められるから大丈夫」**と、安心感を伴ったメッセージをはっきり受信しました。「あ、大丈夫なんだ」と思ってからは、いいことが立て続けに起きて、最終的には「イギリスに留学しませんか」という話が棚ぼた的に転がり込んできて、イギリスに留学しました。イギリス留学中に大学の指導教官と大げんかをして途中で帰ってきましたが、京都大学には残れるということで大学に残りました。

でも、しばらく京大の助教の仕事をしていたら何かモヤモヤし始めたんです。例えば地球のことも気になるし、いろんなことが気になるんだけど、価値観というのはすごく相対化している。「地球がすごく気になる」と男性に話すと、「僕が死ぬまでは今のままで大丈夫そうだから興味ない」とか言う同僚がたくさんいた。それに対して女性は、子どもが大きくなるまでが自分の一生だという感覚を持っているので、もう少し先のことまで気にする人が多い。男性に話してもらちが明かないから、女性に伝えていこうと思って、ママ友を増やそうとしたんです。

■「トウモロコシを育てれば雨は降る」
――ナバホ族の自然観との出会い

野中センセ　その前に、20歳のときのあの体験は何だったんだろうとちょっと調べてみたくて、イギリス留学中にもスピリチュアルの本、そのころはグルジエフとかウスペンスキーとかいう人の本を読んで、おもしろいなと思っていたんですよ。

日本に帰ってきて就職してしばらくして、いろいろうまくいかないことも増えてモヤモヤしている時期に、ネイティブアメリカンの人の言葉に出会った。研究は自分でやることを決めて、自分で結果を引き受けるの繰り返し。うまくいかないとへこむ。仕事でアリゾナに出張する機会があったので、友達に車を運転してもらって、リザベーションといって、先住民の人たちが住んでいるようなところに連れていってもらったりしたんだけど、そのときには誰にも会わなかった。奇跡の出会いを期待してたんだけどね。

日本に帰ってしばらくして、「ナバホ族のメディスンマンという人がワークショップをするから来ない?」と誘ってくれた友達がいて、そのワークショップに参加して、ナバホ族のメディスンマンと友達になったんです。彼は人生初の海外旅行で、実は重たい裏のミッションを抱えて日本にやってきていたので不安でいっぱいだったようです。ワークショップ会場では英語が話せる人が少なかったんだけど、たまたま僕は英語が話せたから、いろいろしゃべっているうちに友達になり、それ以後、7~8回来日しているんですが、僕が空港まで迎えに行ってずっと同行して、帰国するときも空港まで送っていくという仲になりました。その間にいろんなことを彼から教えてもらいました。「自分たちは自然と一体だ」という教えも、その一つです。

印象に残っているお話は、ある日、メディスンマンがおじいさんと一緒にナバホ族のホーガンという伝統的な土づくりのお家の前に座って、トウモロコシ畑を見ながら、「今自分たちがトウモロコシを育てていると雨が降るけど、我々がトウモロコシを育てるのをやめると雨が降らなくなる。それは水をやれば植物が育つのと同じくらい自然なことだよ」という話です。彼らの感覚では、**自然全体と自分たちの生活が渾然一体となっているという意味です。自然界の全自動の仕組み。**

自然が生きていくためにはエネルギーと物質と情報の循環があって、それがあるからこの地球全体も生きているんだよとか、いろんな機会にその感覚が伝わるようなことをたくさん教えてくれました。そこで初めてお茶に鉄を溶かす力があるというのを見たとき、これは自然が鉄やミネラルを循環させるためにつくった仕組みだと気がついたのは、そういう下地があったからです。直観でした。

マッキー　鉄也が鉄に覚醒した（笑）。

野中センセ　それもあるし、メディスンマンは「あなたはこれをやりなさい」とか「やってください」ということは一切言わなくて、いつも「君がやりたいことは何？」という問いかけなんですよ。そうじゃないと物事が進まない。

それはずっと意識していたんだけど、お茶に鉄が溶けるのを見て、「自分はこれをやるんだな」と直感しました。

鶴ちゃん　「君がやりたいことは何？」というワークショップを私たちがやっていて、そこでセンセと出会って、「ママ友を紹介してください」というので、そこで育った女性が鉄ミネラルアドバイザーで活躍しているという流れになるんですよね。

みさ　それは流れの中で。

野中センセ　そうですね。

メディスンマンは「地球の状態は厳しいよ」「地球の状態をよくするための情報を人々に伝えてくれないか」というメッセージを強く言っていたんだけど、だんだんそこまで言わなくなった。なぜかというと、今の地球は厳しいんだけど、同じように人間も精神的・

肉体的にボロボロだから、まずそこからケアすることを始めてほしいというメッセージを持っていたからだったんだよ。

鶴ちゃん　そのときのセンセは、私の言葉で言うとボロボロでした（笑）。

みさ　そういう地球の循環を意識していくと、不思議と自分の役目に気づいていく。

野中センセ　地球のことが気になっている人は多分たくさんいると思うし、何かしたいと思っている人も多いと思う。自分としても「地球のために何かやりたい」と思っていたんだけど、何をどうやったら一番いいかというのがわからなかった。そんなに具体的には考えていなかったけれど、お茶を見て、これだ！　と直観したんです。

みさ　魂に響いたという感じですね。

■地球の将来に希望を持てない娘へ捧げたプレゼント

鶴ちゃん　子育てをしている間に何か地球の循環に関するインスピレーションはなかった？

野中センセ　娘としゃべっていたときに、小学校か中学校の課題で「お父さんのお仕事を調べてきてください」とか「あなたの将来の夢を書いてください」というのがあって、「お父さんは何してるの?」と聞かれるわけ。娘としては、「地球がボロボロだし、自分の同世代の友達を見ても、この人たちが何かできるとはとても思えないし、かといって大人を見ても何とかしてくれそうにないし、とてもじゃないけど将来に対して希望なんか持てないから、あなたの夢を書きなさいと言われても絶対書かん」と。

鶴ちゃん　それに対して娘さんに何を言ったんですか?

野中センセ　そのときには「お父さんは地球のためにこういうことをしようと思っているから大丈夫」と言いました。

鶴ちゃん　ちゃんと宣言したんだ。それは娘に捧ぐ最高のストーリー。

みさ　それ、いいじゃない。ステキ。家族との約束、娘との約束。

野中センセ　そして先住民の人たちの精神文化は実はすごく先を行っているんだよという話をしていたら、娘がおもしろい例え話を思いついてくれた。「お父さんは陸上競技場のトラックをグルグル回っていて、今までは周回遅れだと思っていたけれど、前の人に追いついて背中が見えてきたところで、実は先を走っていることに気がついたんじゃない?」と言った。

みさ　娘さん、いいこと言うね。ようやく波動が上がった(笑)。

鶴ちゃん　センセにはお子さんが3人いらっしゃって、男子2人に女子1人。今のは末っ子の娘さんとのお話ですね。

野中センセ　男の子2人はボーッとしている（笑）。反応がないので付き合い方がわからない。女の子は反応が返ってくるのでコミュニケーションのとり方がわかってくる。娘には助けてもらった。やっと父親になれたと感じた。

みさ　娘さんとの約束、娘さんが将来の夢を書けないというストーリーがメッチャいい。私も将来の夢とか書けなかった。小学生のとき、私も娘さんの気持ちと同じだった。

野中センセ　父親としては最大限のことをしたと思っています……。

みさ　すごい。ヤッター！

鶴ちゃん　今の状態は、娘さんにも「お父さんやったよ！」と言えるもんね。

■その時、ベストな答えを見つける「6の法則」

鶴ちゃん　それも結局、ガチガチのエリートだったセンセが救われたネイティブアメリカンの人たちの知恵を、私たちも共有させてもらっていたという感じですよね。

野中センセ　ポーラ・アンダーウッドさんというアメリカ先住民の人が『一万年の旅路』（翔泳社）という、部族に伝わっている口承伝を英語で書き下ろす本を出版して、その日本語版ができたときに、出版記念講演を東京で一回、京都で一回開催しました。兵庫県でマザーアース・エデュケーションという団体を主宰している松木正さんから「京都での通訳がいないから、やりませんか」と問い合わせがあって、「おもしろそうだからやります」と言って、そのときからポーラさんとは付き合いがあります。

講演会の後、一緒に食事をする機会もあって、話をすると、この人はすごいスーパーヒューマンだと感じました。それからは彼女の書籍とか講演会の記録とかを見てずっと調べていますが、古来の学びの知恵をたくさん持っている人です。

みさ　古代からの学びの知恵の基本にあるのが地球の循環なんですよね。体は地球なので、どうやって地球に溶け込んでいくか。

野中センセ　ポーラさんから教えてもらった知恵の1つが**「6の法則」**というもの。地球で実現している出来事は、どんなに単純に見えることでもものすごく多くの要素が複雑に絡み合って起きていることなので、簡単に「これが答えです」と言うことはできないという考えです。

「一番初めに出会ったそれらしい説明を真実だと思ってそれにしがみつくと、いろいろ大変なことが起きるから、最低でも6通りの説明を考えてみなさい。そうすれば、これが正解とか、これが正しいはずだからと動けなくなることはなくなるでしょう」。つまり、何か一つの考えにしがみつくのは危険だということです。

例えば鉄の話だとすると、タンニンが鉄の吸収を妨げると思われているのは、それが真実として固定されてしまっているから起きていることなのです。このお茶の葉っぱを使うと黒い鉄が沈むけど、沈まないこともあるとか、いろんな可能性があるんだけど、その可能性を全て見ることができていない。

必要なことは、どんな可能性があるかということを常に確認する。でも、そのときは結論を導く必要はない。**何かを決めないといけないときには、直感も何もかも総動員して、そのときにベストな答えを見つけて行動しなさい、というのが「6の法則」**なんです。

鶴ちゃん　ここまで来るのにたくさんの出会いと別れがあったと思うけれど、「この人だけじゃない」と思ったから続けてこられたんでしょうか？

野中センセ　先住民の人たちの出会いの知恵もある。

ヒカルランドから出ている『グランドファーザーの生き方』と『グランドファーザーが教えてくれたこと』という本に登場するストーキング・ウルフという伝説のメディスンマンは、サバイバル技術を生涯ずっと高めていって、60代か70代の高齢になっても技術を伝える人が見つかっていないのでちょっと不安になってきて、スピリット（精霊）に尋ねてみたら、「人と人との出会いはスピリット（精霊）の仕事だから、おまえが気にすることではない。おまえは自分のやることをやりなさい」と言われたようです。

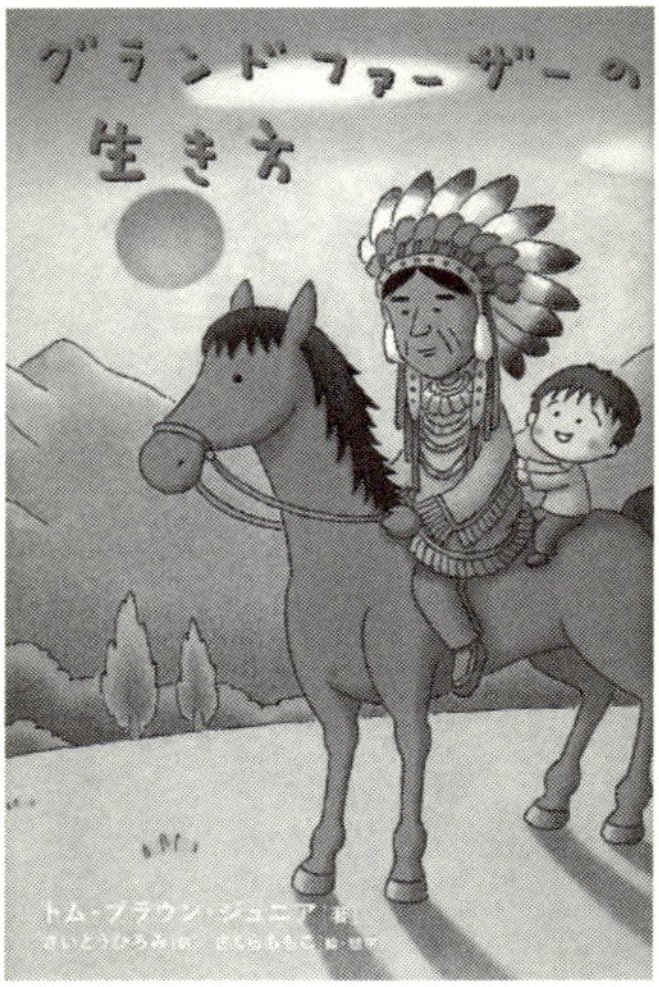

しばらくして6歳ぐらいの白人の少年と出会って、その子がメディスンマンの技術を全部受け継ぐことになった。その白人の少年というのがカギで、白人だから英語で読み書きできた。グランドファーザーの本は、グランドファーザー自身が書いた本ではなくて、その知恵を受け継いだトム・ブラウン・ジュニアという白人が書いた本です。

マッキー　その6歳のときにグランドファーザーに出会った少年が書いた本がこれなんですね。

鶴ちゃん　さくらももこさんが表紙を描いている。かわいい。

野中センセ　そういうこともあって、人と人との出会いは自分でどうこうすることで決まるものじゃない。

みさ　そもそも私たちの出会いだって本当にそうですよね。

鶴ちゃん　みささんだって、うちに配達されてきたもん。

みさ　みんなそうなんです。

鶴ちゃん　野中センセと私が出会ったのも事故みたいなものだから。

野中センセ　空中衝突みたいなもの。

■「僕にママ友を紹介してください」——鉄ミネラルが広がるまで

鶴ちゃん　はじめに「小豆の収穫を手伝ってほしい」という投稿を見て、カフェミレットというところに行ったら、センセが黒い液体を撒いている現場を見て、引いたのが始まりです（笑）。

野中センセ　初めは鉄緑茶を体づくりに使うつもりはなかったんですよ。というのは、人間の体とか食べ物にはいろんなルールがあるから自分には難しいと思っていたので。

鶴ちゃん　鉄緑茶の黒い液体は、昔、ペットボトルの普通の緑茶に落ちているクギとかそういうのを入れて真っ黒にしていたから、飲むのではなく、農業用につくっていたんですね。

マッキー　鉄緑茶を撒くと野菜がおいしくなるんですね。

鶴ちゃん　ミネラル野菜ができるという実験を京都のビーガンカフェで始められたときに、カフェのご主人が腕の骨を折って小豆の収穫ができないとフェイスブックに上げていて、「行きますよ」と言って手伝いに行った先でセンセに出会いました。もう一人、ヨガの先生のお友達がいて、そのカフェの彼女もすごく直感が研ぎ澄まされている人なので、「あなたたち何かしたほうがいいですよ」とも言われました。

しゃべっていて、ネイティブアメリカンの知恵を受け取っているんだなと思ったら、「ママ友を紹介してください」とセンセに言われた。どうやったらママ友を紹介できるかなと思っているうちに、私も「夢を語る」というのをやってきているから、「それをやりましょう」という流れになって、10年前にそこのカフェでイベントを始めて、しばらくして、「鉄緑茶飲んだらいいんじゃない」みたいになったんです。

私はもともと鉄瓶ファンで、骨董市とかで買っていて。例えば中国茶も、やかんじゃなくて鉄瓶とか常滑焼《とこなめやき》とかで沸かしたお湯のほうがおいしいという体感をしているので、鉄瓶をずっと使っていたんですよ。だから「これ飲めるよね」って。昔は普通に鉄瓶でお茶を飲んでいたよね、じゃやってみようということで、しばらくして始まったんだよね。

野中センセ　僕たちが出会ってなかったら鉄緑茶の活動は始まってなかった。

鶴ちゃん　違う人が言っていたのかもしれないけど、「私たちも動物だ（注）」「脳より体は賢い」という言葉がすごく好きなんですよ。植物にいいんだったら人間にもいいよねと、いまだに思います。

でもお茶畑とか、いろいろ資金が要るんですよ。たくさん支援しますよという人もあらわれては消え、あらわれては消えで、センセもうつっぽくなったり、私たちのサポートチームも切れまくってしまって、数秘33のママ友3人でサポートしてきたんですよ。

私もそうなんですけど、「地球を救う」というのを掲げているから、これは地球再生に要るんだと、彼女たちも私もわかるんですよ。そのうちの1人がアドバイザーの講座や、裏方の仕事とか全部やってくれて、そこからお給料がセンセに入るようにしてくれました。

野中センセ　すごく感謝していますよ。

鶴ちゃん　やっと言えるようになったね。最初は何にも言ってなかったもんね。

野中センセ　いろんなビジネスを考えている人は、何かよさそうと思って一緒に始めるんだけど、結局、「いいんだけど売れるものがないよね」と気がつくと去ってしまう。

（注）肉体に尋ねなさい。肉体の英知を頼りにしなさい。肉体はあなたよりも賢い。動物が人間よりも賢く生きているのはそのためだ。彼らのほうが賢く生きている。（ＯＳＨＯ）

みさ　おカネにならないと思ったら、基本的に引いていく人は多いと思うんです。

鶴ちゃん　そこで、おじさんと組むんじゃなくて、ママ友軍団となら事業を組めるという仕組みをまんまとつくった（笑）。

これもすごいなと思うんですけど、特に「ママ友を紹介してください」と言ったら全てがかなっているというか、ママ友だらけなんですよ。この対談の4日前に鉄ミネラルアドバイザーさんが集まるイベントに行ってきたんですけど、女性しかいませんでした。農家さんは男性2人。ゴボウと里イモをつくった方と、もう1人、もち米を鉄ミネラルで育てている農家さんの男性以外は、みんな女性です。

みさ　元気なお母さんたちと農家さんで京都

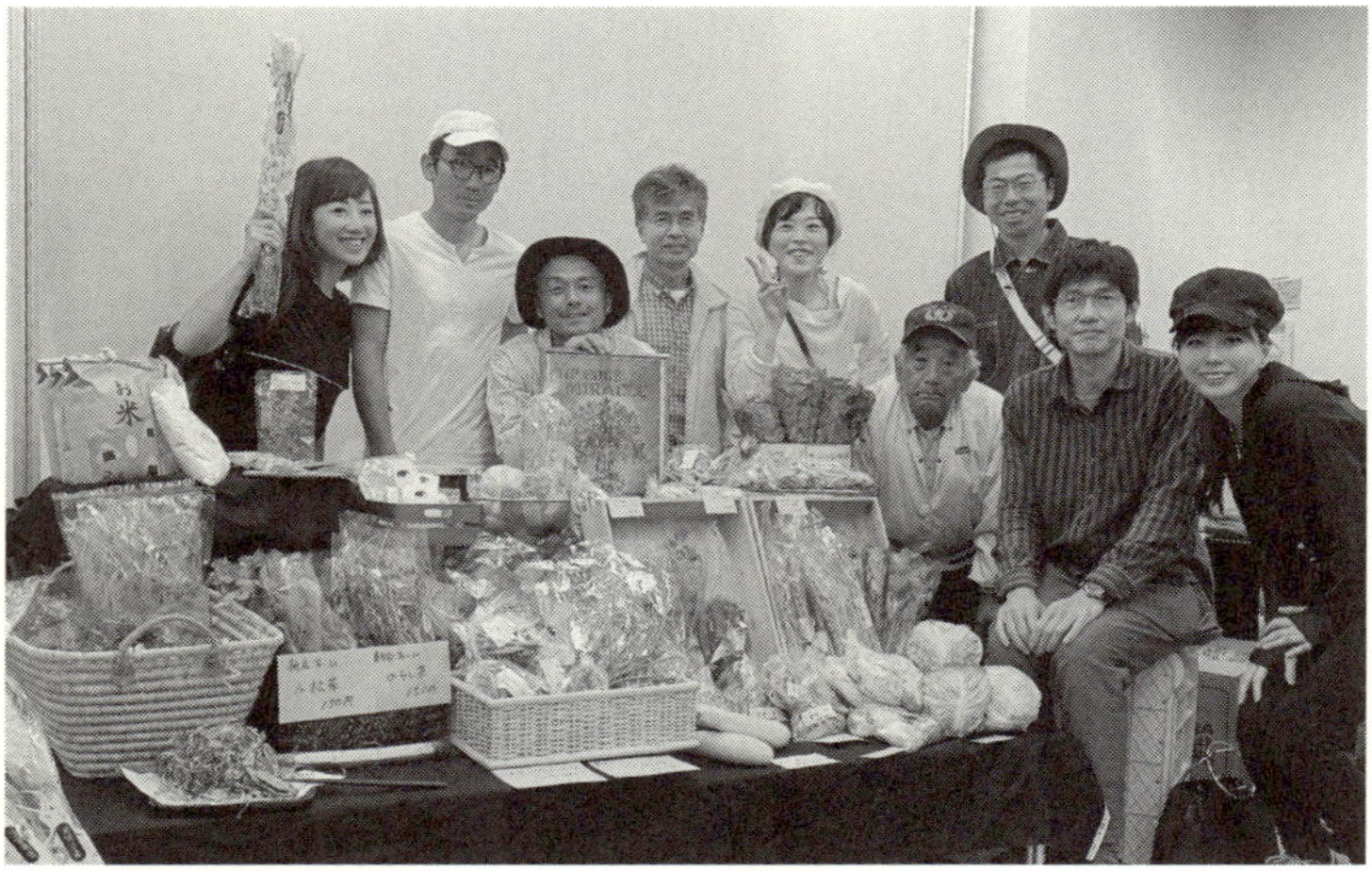

初期の農家さんと応援していただいた方々

のカフェはすごい熱気でした。

鶴ちゃん　子どもたちもちらほらいて鉄ミネラルアドバイザーさんは300人ぐらいになっているけど、10年前だったら誰も集まらなかったはず。当時のセンセは、ボロボロのジャンパー、ボロボロのバイクで来るし、そんな風貌だから、ほんとに女性は寄らない感じでしたよ（笑）。

何にも持ってなかった状態から、「僕にママ友を紹介してください」という自分の願いを言ったことで、10年後、300人に囲まれているという状態になった。でも、それを言った後に行動できた原動力は、結局とり続けた鉄のおかげということだよね。だからセンセが一番鉄分を必要としていたんです。

野中センセ　（ペットボトル入りの黒い液体

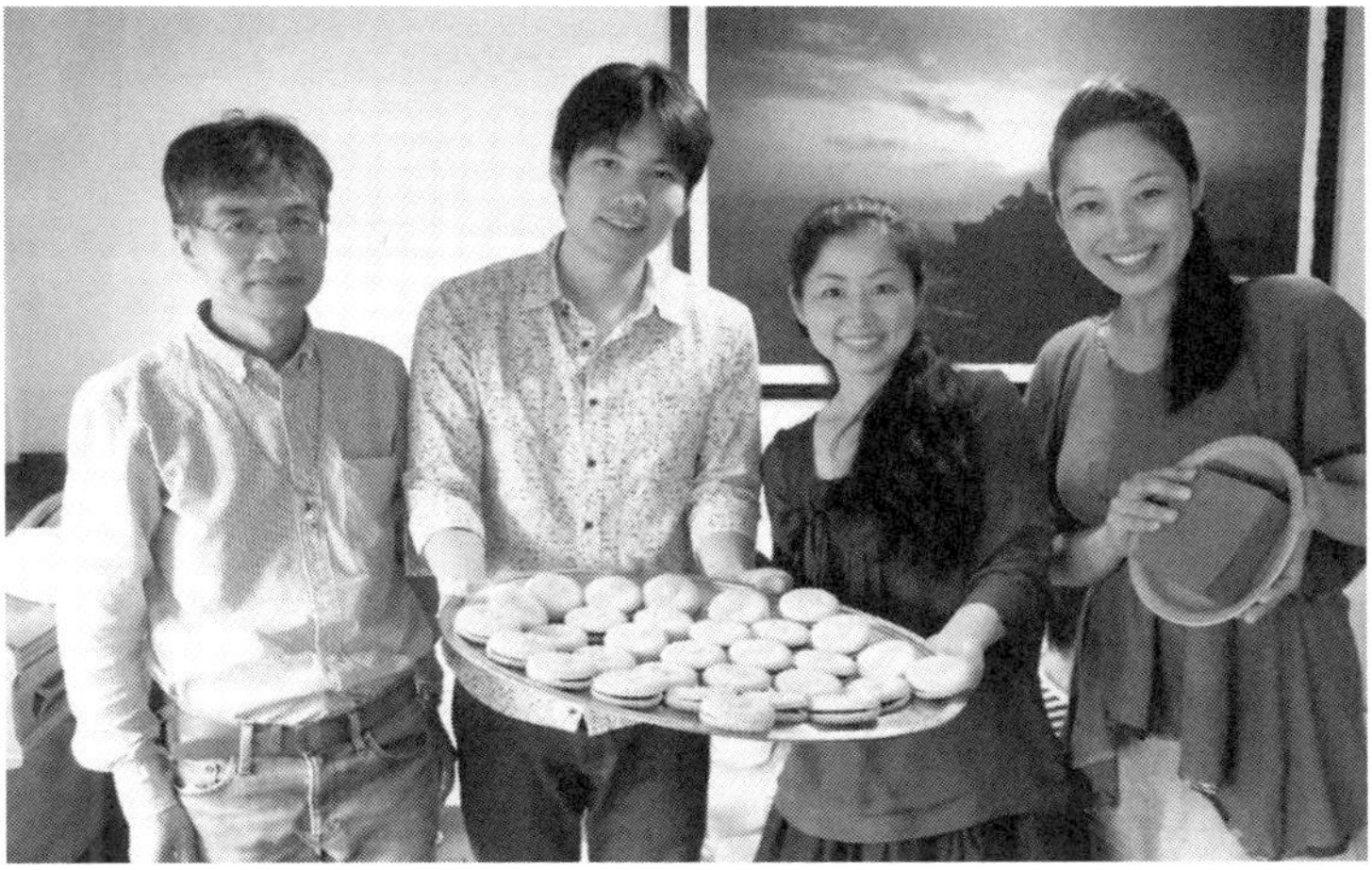

カフェミレットさんのイベントにて

を指して）この相棒がいたからね。

みさ　これは飲むのに持ち歩いているんですか。撒くんですか。

野中センセ　農家さんとかに紹介します。

みさ　これは中にクギが入っているんですか。

野中センセ　鉄クギが入っている。

みさ　じゃ、飲まないほうがいい感じがしますけど……。

鶴ちゃん　クギはホームセンターで売っているもので充分です。これだけで鉄緑茶は完成します。

飲む前提じゃなくて、土に撒くものだから、最初、私たちはほんとにクギでやってたんですよ。昔の鉄のほうがいいから古民家のクギがいいんじゃないかとか、いろいろ言ってましたよね。いざ飲むとなったら、南部鉄器の鉄ナスだねと。

野中センセ　鉄ミネラルの今は農業分野、体づくり分野、環境再生の3分野あるんだけど、今の事業を支えてくれているのは体づくり分野。女性の皆さんには特に重要な分野です。

鶴ちゃん　娘さんもそのうち入るといいね。

みさ　今、農家さんのほうも、それを使ったおもちとか野菜、加工品、お菓子、鉄ミネラルゴボウからクッキーをつくったり、すごく広がっているんですよ。

野中センセ　今お伝えしたいのは、農業でも健康でもいろんな問題があるけど、可能性もたくさんあります。それになかなか出会えない状態になっているから残念なので、この出版を機会に、今まで出会えていない人に出会えるとしたらうれしいことですね。

鶴ちゃん　簡単だから、よかったら始めませんかと伝えたいですね。

鉄とお茶は一緒に飲んで大丈夫だった！
鉄の吸収をよくするために現代医学が教えないことは？

■命と鉄のお話——鉄の働きをよく知ることから始めよう！

野中センセ　「命と鉄」のお話をさせていただきます。

鉄やミネラルが体にとって大事なことは何となくご存じだと思います。ミネラルといったらピンとこないかもしれませんが、わかりやすく言えば鉄クギとか鉄の塊とか、金属のことを指します。金属と言われても、命とは全然つながりがないというか、生きてないものと思われる方が多いと思います。

しかし、ミネラルは命とものすごく深いつながりがあって、そのつながりがないと、地球上の多くの命は生きていけません。

体の中の最も良く知られている鉄の働きといえば、血液中の赤血球の上にヘモグロビンという鉄でできたものが乗っかっていて、そのヘモグロビンが酸素を運んで体中の細胞が呼吸できているというものです。しかし、それだけではなくて鉄は体の中で本当にいろいろな働きをしているんです。

本当はその内容がわかっていればいろんなことができるはずなのに、知らないから不調を抱えてしまうとか、病院に行っても不調がなかなか治らないということもたくさん起きています。今、偉そうに話している私自身も、鉄の仕事を始める前は、鉄と言えば血液ぐらいかなと思っていたんです。

そもそもの始まりは、液体状の鉄をつくる技術を開発したというよりは、見つけたんです。地球生き物連合、地球の命たちが4億年ぐらい前に完成させた鉄を循環させる仕組みをたまたま見つけて、それをまず農業に応用して、人間が鉄をとるための方法を発見しました。

そこを始まりにして、自分自身、あるいはいろんな方に鉄をとっていただくと、想像もしなかったようなことがたくさん起きて、あれもこれも鉄とつながりがあることがだんだんわかってきました。

詳しく調べていくと、医学や栄養学の専門家も見落としているようなことがたくさん見つかっています。

■「鉄とお茶の飲み合わせはNG」は古い情報！

野中センセ　液体状の鉄というのはすごくて、優秀なガイドつきで体中を探検しているようなものなんです。あれも鉄だ、これも鉄だという感じで、次から次に、体の中や自然の中での鉄の働きが発見されてきました。

マッキー　10年ぐらい前、初めてお会いしたとき、野中センセは京都大学のイベントでピンクのTシャツを着ていて、野菜を売っていました。

野中センセ　「エコ～るど京大」というエコ活動のイベントで、例えば5月なら5月の1カ月間通しでイベントをする。キャンパス内の1カ所のオープンラボに、京都大学でエコ活動をしている先

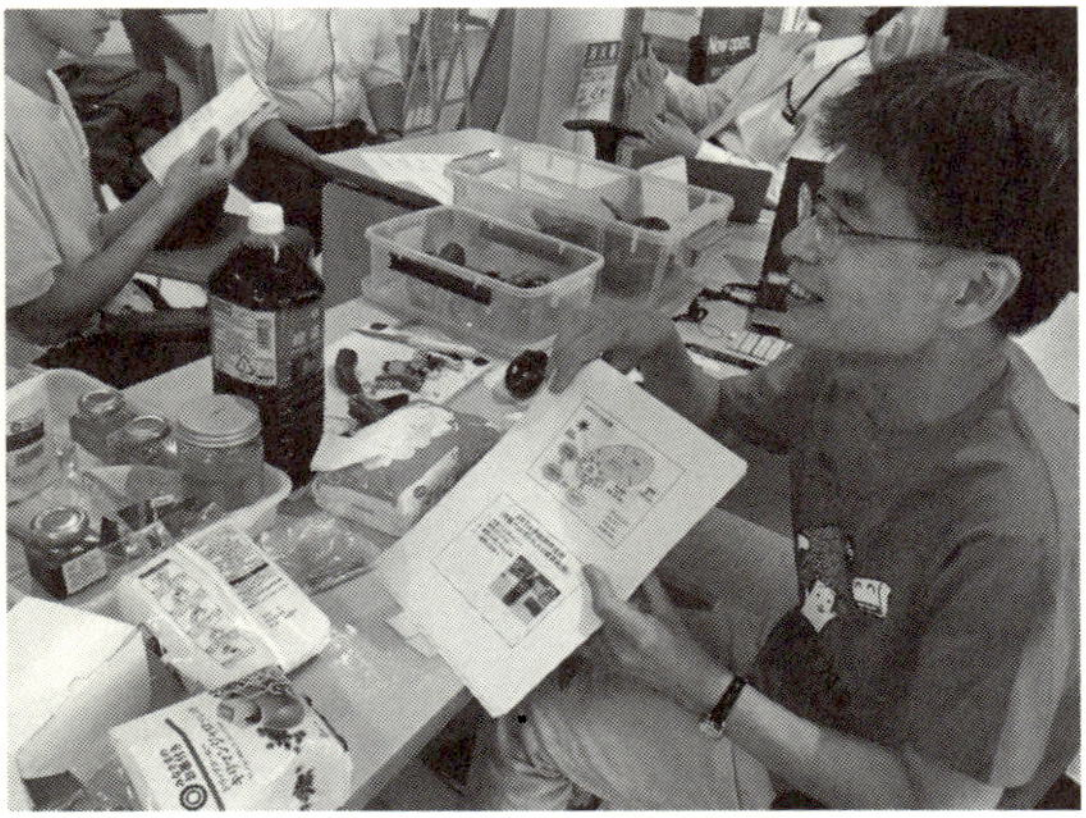

「エコ～るど京大」で活動する野中センセ

生が半日ずつ時間枠を設定して何か催しや芸をやる。学生さんでも教員でも、学内や学外の誰でも参加して教員とおしゃべりできるというイベントです。そこで僕は、液体状の鉄を使って育てた野菜とそうでない野菜を食べ比べていただいて感想を聞いていました。

以前、ニホンミツバチの養蜂もしていて、ハチミツ屋さんとか、ハチミツの研究をしている大学の先生とも親しかったので、そういう先生方にも来ていただいたり。そして、ハチミツのお話をするイベントのときにマッキーと鶴ちゃんがやって来た。

マッキー　そこでお会いしたとき、お茶をいただいたんです。栄養学的には鉄とお茶は一緒にとってはいけないもの、お茶の中のタンニンが鉄とくっついて吸収を阻害するので、「鉄のサプリとかもお茶と一緒に飲まないようにしましょう」と言われていたんですけど、野中センセはそれをむしろ勧められているので、すごくびっくりした記憶があるんです。

そのあたりを教えてください。

野中センセ　そこは科学的な情報の誤りが一つと、あとは、今の科学の問題が潜んでいます。

マッキーの質問を簡単にまとめると、今の医学、栄養学、薬学の世界で言われているように、タンニンと結びついた鉄は水に溶けなくなるので、沈殿するために循環しないし、吸収されないのでは？　という疑問ですね。

マッキー　そのまま排泄されるというイメージだから、飲ませていただいた黒いお茶は、味はすごくよかったんだけど、それは「いけない」とされているものなのかなと。

野中センセ　役に立たない、吸収されない形の鉄だから飲む意味がない。逆に鉄をとるときにはお茶を飲まないほうがいいと思ったんですね。

マッキー　結構聞かないですか？　それは特殊情報ですか。多分「鉄サプリ」とかで検索すると、「鉄とお茶は絶対NGだ」と出てくる。

鶴ちゃん　漢方と同じノリですか。

野中センセ　少し前は、鉄を補給するための鉄剤の飲み合わせ情報として、「お茶やコーヒーなどタンニンを含むものと一緒にとらないでください」という注意書きがありました。

マッキー　それは必ず注意されることですからね。

野中センセ　実際はどうなのか。実験してみたら、**普段飲む量ぐらいのお茶では鉄剤の鉄の吸収を妨げない、極端な吸収阻害は最低限起こさないことが確認された**ので、今は鉄剤のお薬の飲み合わせに関する注意情報は削除されています。

ただ、鉄をとるためのお薬をお茶で飲んでも構わない状態にはなっているものの、吸収を助けるから一緒に飲んでくださいということではありません。

マッキー　ただ、野中センセは、「鉄剤とお茶を一緒に飲んでも構わない」というレベルじゃなくて、むしろ「積極的に鉄緑茶で飲む」という感じで言われていたから、一緒に飲むことを勧めているわけですよね。

野中センセ　一つの例では、今はペットボトル入りの緑茶がすごく普及していますよね。先ほどのタンニンと鉄の吸収の関係をご存じの方は、これだけペットボトル入り緑茶が普及したら鉄不足になる女性が増えるんじゃないかと懸念を抱いて、何とかそれを止めるために警鐘を鳴らそうとして実験したんです。

何もしなかった人、お茶だけ飲んだ人、鉄のお薬をお水で飲んだ人、鉄のお薬をお茶で飲んだ人の血液の中の鉄がどれぐらい増えるかを実際に測定しました。

その結果、**鉄のお薬をお茶で飲んだ人の鉄吸収が一番よかったん**です。予想と全く逆の結果になったので、その研究をして論文を書いた先生は驚いた挙げ句、一生懸命考えて、ペットボトル入り緑茶には酸化防止剤としてビタミンCが添加されていて、ビタミンCはもともと鉄の吸収を助けることが知られているから、その効果があらわれたのではないかと一つの可能性を提案しました。でも結論が明確ではなかったから、追加実験をすると書いていたんですが、実は追加実験はされなかった。

そこでちょっと気になるのは、緑茶にはもともとビタミンCが豊富に含まれているので、そこにビタミンCを追加したとはいえ、それがどれだけ効果があるかよくわからない。今の研究のレベルでは良い意味でグレーゾーンになりかけているのが実状です。
実際に効果があるかどうかは、やり方は簡単なので、ご自身の体感で確認してください。

■生活の知恵と真逆！　鉄の黒色の実態とは？

マッキー　鉄緑茶の色の違いを比較してもらいたい。そして皆さんにも飲んでいただきたい。鉄の入ったお茶は変な味になるかと思いきや、結構まろやかな感じです。

鶴ちゃん　鉄の種類によっても違って、まずい鉄とおいしい鉄があるんですよね。

野中センセ　鉄はいろいろ複雑な事情を抱えています。

先ほど科学的な情報に誤りがあると言いました。いろんな情報を検索していただくと、「タンニン①と反応した鉄は水に溶けなくなるから沈殿する」

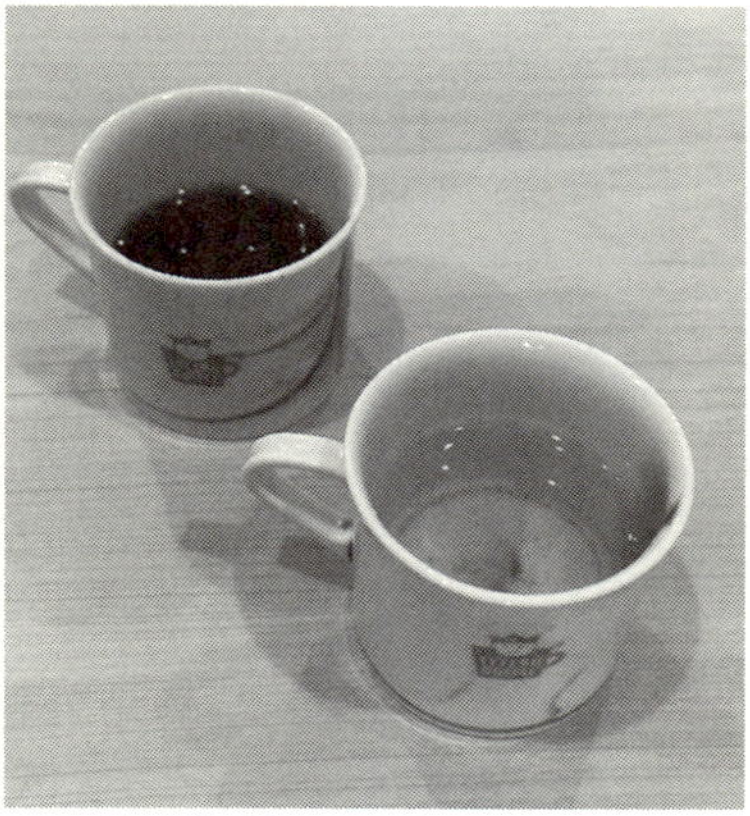

鉄緑茶（左）と通常の緑茶（右）

と書いてあるんですよ。ところが、我々が確認している限りでは1年間ぐらいは分離せず浮かんでいるのです。ですから、沈殿するというのは科学的に誤りです。沈殿しません。ただ、「タンニンが鉄の吸収を妨げる」ということが言い出されたのは、タンニンと鉄を組み合わせると黒いものが沈む場合があったからだと想像しています。

マッキー　目で見てわかりやすく、そうなりますよね。

野中センセ　どんなお茶を使うかで鉄が沈んだり沈まなかったりする。なのに、それを全部沈むと思い込んでしまった、そこをちゃんとわかってなかったというところがありますね。沈んじゃったら、どうせ循環しないし、吸収されないに違いないと思われやすいのです。

マッキー　見た目からして黒くなるから、あ、やっちゃった、みたいに思った記憶があります。

野中センセ　もう一つ、先ほどから「液体状の鉄」と言っているのは、溶けているわけじゃなくて、小さな粒子になってプカプカ浮いている状態を指します。何となく溶けたほうが吸収されやすいと思うかもしれませんが、溶けているのと溶けないでプカプカ浮いてい

（1）タンニン：植物に含まれるポリフェノールの一種。渋み成分。

るものには違いがあって、溶けているのは電離している状態なんです。身近なもので言えば、例えばお塩。学校ではナトリウムと塩素がくっついたNaClとして習ったと思うんですけど、お塩の場合、水の中に入るとナトリウムと塩素がバラバラになって、ナトリウムイオン、塩素イオンになってプカプカ浮いています。お塩の場合はそれで溶けていますけど、ほかも全部が全部バラバラになって元素の形でプカプカ浮いているわけではない。例えばお砂糖は、お砂糖全体として水の中に分子の状態でプカプカ浮いています。

一方で、先ほどの黒いお茶は鉄が溶けていない。溶けているか溶けていないかを確認する簡単な方法があります。透明なガラス容器に液体を入れて、ペンライトやレーザーポインターで横から光を入れると、光は真っすぐ進む性質があるので、完全に溶けている場合は光の筋が見えないのです。

ところが、粒子としてプカプカ浮いている場合は、その粒子に光が当たって、いろんな方向へ反射（乱反射）して光が目に届くので、溶けずに粒子でプカプカ浮いているのが確認できます。多分、中学校か高校のときにこれを「チンダル現象」と教えてもらったはずです。言葉の響きがおもしろいから、生徒の何人かがクスクス笑ったと思うんですが、記憶にありますか？

マッキー　その言葉に記憶はないですけど、混ぜて光を当てるという実験はやったことがあります。

野中センセ　その実験を同じようにやると、光の線が見えるので、鉄が溶けずに粒子がプカプカ浮いているのが確認できます。

　溶けたほうがいいと思うかもしれませんが、溶けないでプカプカ浮いていることがものすごく大事なんです。

マッキー　読者さんが実践しやすい方法として、まず鉄のお茶をとってくださいというのは、すごくおもしろいなと思うんですね。だって、今までの生活の知恵と真逆のことを言っているから。

鶴ちゃん　例えばゼウスさんとかは普通に鉄瓶で緑茶を飲んでますよね。

マッキー　そうすると緑茶は真っ黒になりませんか。

ゼウス　必ず真っ黒になるかといったら、そうではないと思います。

マッキー　そうなんですか⁉

ゼウス　はい。生活の知恵みたいな感じで、子どものころにおばあちゃんが鉄瓶でお茶を入れるのを見て、あ、黒くなっちゃうんだと思った記憶はありますが、いつもではありません。鉄とお茶はあわせて飲んではいけないと言われた記憶もあります。

野中センセ　大体食べ物が真っ黒になったら、普通の人はギョギョギョギョと驚きますよね。

マッキー　見た目がね。

みさ　常識的にね。日本人は特に美しさを追い求めるので。「日本茶は緑色だ」と思う傾向があります。

野中センセ　そして、「これは食べないほうがいいんじゃない?」と思ったりしますよね。

マッキー　緑茶は緑色であってほしいと思ってしまいます……。

鶴ちゃん　お茶をやっている人だと、抹茶とかでも、緑の美しさを問うから。

野中センセ　だから茶道の世界がちょっとおもしろいんですよ。

黒くなるから驚くというわかりやすい例としては、いろんなところにある健康情報とか食べ物に関する質問コーナーで、「紅茶にハチミツを入れたら真っ黒になっちゃったんですけど、飲んでも大丈夫でしょうか」という問い合わせがあります。それに対する答えは、「紅茶の成分のタンニンがハチミツの中の鉄と反応して黒くなっているだけなので、害はないから大丈夫です」。つまり黒くなることは悪くはない。

ただ、見た目が黒くなると、ちょっとびっくりするので、日本の伝統的な食文化では、この調理器具とこの食材を組み合わせるとまずいというのが多分わかっていたと思うんです。

小豆にもポリフェノールというタンニンの仲間が入っています。当時一般的だった鉄の調理器具で小豆を炊くと真っ黒になっちゃうので、和菓子にはちょっと使いにくい。今でも和菓子屋さんの調理場を見ると、あんこを炊くときには必ず銅鍋を使う。それは火の回りがいいというだけではなくて、真っ黒になるとお客さんが驚いてしまうから、できるだけ鉄とタンニンは組み合わせないようにしようという知恵があったと思うんですよ。ただし、黒豆を炊くときに鉄クギを入れるケースがあって、それはあえて豆を黒くする、という意味があります。

そうじゃない知恵もある。例えば、キャラブキというフキの佃煮があります。キャラブキの伝統的なレシピには、「フキのアク抜きをする」とは書いてないんですよ。

鶴ちゃん　重曹で抜かないんですか？

野中センセ　その必要がなかったのです。どういうことかというと、キャラブキは鉄鍋で炊くのが本来の形です。フキもタンニンが多いので、フキを鉄鍋でコトコト炊いていると、フキからタンニンが溶け出してお鍋の中が真っ黒になる。その煮汁がフキに戻って黒いピカピカした香木のキャラに近い色に仕上がるので、「キャラブキ」という名前がついたんです。

鉄とタンニンの組み合わせをつくるのは、実はアク抜きの効果があったんです。というのは、鉄とタンニンが反応すると、タンニンが別の成分に変わってタンニン由来の苦みとか渋みを感じなくなるから、キャラブキを炊くときにはあらかじめアク抜きをする必要はないということになっていたんです。

■乾燥ヒジキの鉄分は鉄の調理器具によるものだった！

野中センセ　最近ちょっと話題になった乾燥ヒジキも、実は同じ組み合わせを使っていました。つい数年前、「ヒジキには鉄分がなかった」と話題になったんですけど、ご存じですか。

マッキー　テレビか何かで見たことがあるかもしれない。

野中センセ　昔は乾燥ヒジキを鉄釜で炊いていたんですけど、最近は鉄釜のかわりにステンレス釜を使うことがあります。ステンレス釜でつくった乾燥ヒジキの栄養成分をはかってみたら鉄がほとんど含まれていないことがわかって、**伝統的な乾燥ヒジキの鉄は、ヒジキそのものからではなくて、鉄の調理器具から来ていることがわかった**んです。

　そもそも何で乾燥ヒジキという食材が生まれたかというと、ヒジキはびっくりするほどタンニンが多いんです。

鶴ちゃん　ヒジキのあの黒いのはタンニン？

野中センセ　はい、そうです。ヒジキはもともと真っ黒じゃないと思うんです。食べようとすると、苦いし渋いし、場合によってはおなかが痛くなったりしていたそうです。なぜかというとタンニンはタンパク質をキュッとする作用（収れん作用）があるので、おなかが痛くなる。食べられないのだったら食べなくていいと思うかもしれないけど、昔の日本では食べることはとても大事でした。例えばトチモチをご存じだと思うんですけど、トチの実のアクを抜くのはすごく大変なんですよ。なぜそこまでして食べるのかと思うぐらいです。手間をかけてでも食べられるものは何とかして食べようという基本的な文化があって、ヒジキも何とか食べられるようにしたいと思ったんでしょう。

タンニンが多過ぎるんだったら、大量のお湯で煮出してヒジキからタンニンを抜けばいいという発想で、大鍋でヒジキを炊いて、それを乾燥させて食べるというレシピが生まれたと想像しています。

ただ、昔は調理器具が鉄だったので、先ほどのキャラブキと同じように、鉄の力でアク抜きも起きていたのでしょう。単にステンレス釜で炊くよりは、鉄釜で炊いたヒジキのほうがおいしく仕上がっているかもしれないですけど、まだ誰もそういう視点で調べたことがないので、わかりません。

科学的に考えて、乾燥ヒジキに含まれている鉄分も、この黒いお茶の鉄と同じようなタンニン鉄という形の鉄だと想像できます。

マッキー　昔は鉄のお鍋とかを使っていたから、自然と鉄がとれていたということですよね。

■鉄の調理器具をどうやって使えば鉄はとれる？　誰でも簡単にできる鉄の摂取方法

マッキー　ちょっとしつこいんですけど、僕が野中センセにお会いしてからすぐ買ったのが鉄玉です。読者がすぐ実践できるものとしてはお茶を飲むことが良いと思うんですけど、そのやり方は？

野中センセ　実は今までは講座の形でしかお伝えしてなかったんですよ。それには理由があって、まず、鉄分補給に苦労されている方が多いじゃないですか。でも、この方法を使うと、鉄分補給はあっけないほど簡単なので、楽勝だ！　と思ったんですけど、実際はそれほど簡単じゃなかった。

初め何人かの方に鉄緑茶を試していただいたり、ぜひ飲んでみたいとおっしゃる方に試飲していただいたんですけど、かなりの割合で飲めない方がいらっしゃる。気分が悪くなる、おなかが痛くなる人が多かった。

鶴ちゃん　主人も下痢をしました。それで、うちでは「野中センセの研究はよくない」となって禁止令が出た（笑）。

マッキー　人によって違うんだ。僕は、何かのかわいいキャラクターの鉄玉を買って、煮出して、しばらく飲んでいた。

鶴ちゃん　緑茶を煮出したの？

マッキー　そもそも鉄の急須がないから、緑茶を入れるときに鉄玉を湯飲みに入れるみたいなことをやっていた。

鶴ちゃん　じゃ、マッキーの場合は体が整っていたんだね。

マッキー　飲んで、味は普通においしいし、まろやかな感じだし、鉄もとれていいと思って、体はすこぶる好調だったから問題はなかった。だけど問題が起きる人もいるということですね。

鶴ちゃん　いる。

野中センセ　今「まろやか」という言葉が出てきたんだけど、変な味かと思ったら、意外と飲みやすかったとおっしゃってましたよね。

鶴ちゃん　私は血の味がするよ。おいしくない。

みさ　鉄臭いなと、敏感に感じる人もいるんですよね。

野中センセ　どれぐらい鉄の味を感じるかは個人差がすごく大きい。実は鉄はタンニンの苦み、渋みを殺してくれます。それにほとんど気がつかずに使っていたのが日本の茶道です。

茶道では大勢のお客さんにお茶をお出しするような、特に野点《のだて》は、電気もないし、火の便も悪いのに、必ず鉄瓶とか茶釜で沸かしたお湯を使いますよね。あれをすると、ほんのちょっと鉄が溶けたお湯でお抹茶を点てることになるので、それがお抹茶のとんがった苦みや渋みを和らげてくれる。電気ポットで沸かしたお湯と、鉄瓶や茶釜で沸かしたお湯では味が変わるんですよ。茶道をされている方はそのことをよくご存じだから、必ず鉄瓶や茶釜で沸かしたお湯を使う。

同じような組み合わせができるのが、実は朱泥《しゅでい》という陶土で焼いた常滑焼の急須です。オレンジ色でくるんとした丸っこい常滑焼の急須で入れたお茶は味が変わるとか、まろやかになるというのは昔から知られていたんです。その理由はいろいろ言われていたんですが、常滑焼のホームページを見ると、「陶土の中の鉄がタンニンと反応して」とちゃんと書いてあります。

常滑焼の焼き方は焼き締めといいます。普通の陶器は、陶土の表面に釉薬《ゆうやく》を塗ってガラス質の保護膜をつくるような焼き方をするんですけど、焼き締めというのは釉薬を使わずに剝《む》き出しの土を高温で焼くことによって、土の中に含まれているガラス成分とかを溶かして保護膜をつくるという焼き方で、陶土の地肌がほんの少し見えている。特に常滑焼は鉄分が多い土を使っているので、それを急須として使ってお茶を入れると、同じようにタンニンと鉄の組み合わせができるから渋みが和らぐという仕組みが完成します。

知恵の部分では、どちらかというと味を変える。タンニンの苦み、渋みを感じにくくするための調理技術として、その化学的な仕組みがわかっているかどうかわかりませんが、自然に使われていたものが幾つかあります。

鶴ちゃん　常滑焼の急須はお茶屋さんに絶対並んでるよね。

マッキー　一番見るやつ。最近見ないけど、昔は確かにこれだったね。

みさ　おばあちゃんの家にあったね。

鶴ちゃん　私、中国茶の本を1冊撮影したとき、焙炉《ほいろ》みたいなのでお湯を沸かしたんだけど、メッチャおいしくなるのよ。鉄瓶と一緒だったんだね。今、気づいた。

みさ　粘土の中に鉄が含まれているということですよね。

野中センセ　基本、常滑焼は鉄分が多い土を焼き締めで焼いています。

みさ　表面を塗っていないので、そのまま土から出てくるというか。

野中センセ　この辺はお初情報に近いと思います（笑）。

鶴ちゃん　おばあちゃんちにある懐かしい感じ。商店街のお茶屋とかには清水焼と一緒に並んでる。

みさ　若い方とかは、時代的に古いわという感じで、家庭の中には取り入れないですよね。

マッキー　そうかもしれない。

野中センセ　今の日本人の鉄不足の大きな原因の一つに、鉄の調理器具を使わなくなったということがあります。タンニンと鉄を組み合わせると全然違う世界になることを考えると、お茶じゃなくても、例えばお野菜には多かれ少なかれタンニンが含まれているので、鉄の調理器具を使ってお野菜を調理した際に、自然に鉄がとれていたんですよね。

ですから、日本の食文化の見えないところには、タンニンと鉄の組み合わせで鉄をとるという知恵が潜んでいたのです。

マッキー　普通に日常に取り入れていたということですよね。

野中センセ　でも、ちょっと積極的にやっていたんじゃないかなと思われる例が2つあります。

一つは、禅寺では茶粥といって、お茶でお粥を炊いているんです。そのときにあえて鉄鍋を使っている例があって、今でも「道元禅師の茶粥」で検索していただくと、永平寺のものが出てきます。禅寺には、修行しているお坊さんのごはんをつくる典座《てんぞ》というお役目があって、その人たちがあえて鉄鍋で茶粥を炊いている記事が見つかります。茶粥が真っ黒です。

もう一つは、鉄火味噌といって、タンニンを多く含むゴボウとレンコンをできるだけ小さく刻んで、それを鉄鍋で焦がさないように3時間ぐらい炒めることによって真っ黒にしてタンニン鉄をつくって、それにニンジンとかショウガを入れることが多いんですけど、最後にお味噌を入れて、鉄分とタンパク質がとれる食材をつくるというもの。昔、武士が戦に出るときに携行食として持っていったという記録があるんですけど、それはどう見てもタンニンが多い食材と鉄の調理器具の組み合わせで鉄分がとれるように調理していたと考えられます。そういうふうに使っていたので、基本的にタンニンと鉄の組み合わせで鉄をとるのは、歴史がその安全性を証明してくれていると考えることができます。

ただ、実際にやってみると、やはり黒くなったお茶は飲めないという人がいるのがわかった。

マッキー　初めて野中センセにお会いしたとき、「とにかく鉄玉を買ってください」と言われて、僕はすぐ買って、何も問題なかったんですよ。今は常滑焼の急須をお勧めしているんですか?

鶴ちゃん　そのときは下痢をした人がそんなにいないというか、わかっていない状態だから、ガンガン勧めていた。調べていくと、腸が弱っていると、まず水溶性のタンパク質(注:実際はアミノ酸)が要るというのが、その後だんだん見えてくる。

マッキー　じゃ、僕は運よく体に合っていた。

みさ　体が整っていたという感じなのかもしれないですね。

■ステンレス調理器具は体に影響を与える?

ゼウス　うちも何百年も前からずっと、植物とかだけで体調を改善させる一族なので、ステンレスとかアルミを使っていることで非常に問題が増えている。黒くなるものもあるかもしれないけど、お茶釜とかは別に黒くならないじゃないですか。使い方ですよね。鉄が減っているので、絶対使ったほうがいいですね。血液をよくしようと思ったら、ヘムだけじゃなくて、グロブリンのほうまでなので、そこでちゃんとプロテインとかと上手に合わせて鉄をどう入れていくか考えなくてはいけないですね。

あと、重金属が増えちゃうと、いいものでもいい働きができなくなるから、アルミをいかに減らすかというところで、アルミ缶のものを飲まないようにしています。とにかく火で温める器具があまりよくないから、それを鉄のものに変える。コーヒーでも何でも、お湯を沸かすときは全部鉄がいいですよ。

普通の生活を全部こっちに切りかえるのが一番いいんじゃないかと僕も思います。いい話を聞きました。お会いできて光栄です。ありがとうございました。

みさ　生活がどんどん便利になってきて、重たい、扱いにくいものを避けてしまう。私たちは時代とともに生きているので、便利な生活道具が今の健康状態の問題にどうしてもつながってきているのかなと思います。

マッキー　アルミは悪いというイメージがある一方で、僕はステンレスを使っているんですけど、ステンレスも体に悪いですか。

みさ　軽いので、私もステンレスはすごく使いますね。

野中センセ　個人的にはアルミは気にする必要はないと思っています。

ステンレスはなぜ錆《さ》びないかというと、既に錆びているからです。今の地球には酸素がたくさんあるので、ほとんどの金属は、酸化といって酸素とくっついて錆びちゃう。錆びないのは金と白金ぐらいかな。銀も錆びて黒くなる。

みさ　色が変わりますよね。

野中センセ　ステンレスは合金といって、幾つかの金属を組み合わせて溶かしてつくったものなんですけど、ステンレスも錆びます。チタンも錆びます。鉄も錆びます。でも、鉄の錆はスポンジ状で水が通るので、錆ができても保護膜の役割を果たせず、どんどん奥まで錆びちゃうから、最後はボロボロになってしまいます。

それに対してステンレスの酸化膜はすごく強いんですよ。

マッキー　その酸化膜があるから守られて錆びない。

みさ　ツルツルですもんね。

野中センセ　化学とか工学の世界では、動かない状態の被膜を「不動態被膜」と呼びます。

マッキー　ちなみに、それは健康にいいのですか（笑）。今使っているから、すごく気になります。

野中センセ　あまり気にしなくてもいいです。ステンレスの保護膜は強い酸性の物質以外は破れない。実は保護膜とお湯とか食べ物は接触するけど、ステンレス本体とは接触していないんですよ。

アルミも、本来は酸化アルミニウムといって、セラミックに近い膜をつけて使っているんです。

マッキー　だから、中に溶け込んだり栄養に影響を及ぼすことはないんですね。

みさ　それを昔の方はいっぱい使っていますけど、私の祖父母も健康で長生きしています。

マッキー　一時期、アルミが危ないとテレビとかでも結構やっていましたが、どうでしょうか？

野中センセ　アルミが危険だと言われた一つの大きな理由は、アルツハイマー病の人の細胞を調べてみると、鉄やアルミがたくさんたまっている。だから、アルミや鉄がアルツハイマーの原因じゃないかと言われていたんですけど、それが原因なのか結果なのか、実はわからないんですよ。別の原因があって細胞が弱ったから、最終的に鉄やアルミが残ったのか。

みさ　体が弱くなって、体内に鉄やアルミがたまってしまった可能性も当然ありますよね。

野中センセ　細胞が不健康な状態になったので、いろんなものを循環させることができなくなって鉄やアルミがたまっちゃった。鶏が先か卵が先か。そこはまだ検証されていなくて、たまたま鉄やアルミが多いとしても、それが結果なのか原因なのかという視点で検討している例はほとんどないと思います。

自分の専門分野でもたくさんあります。相関というんですけど、Aが起きるとBが見つかるというときには、必ずAがBの原因か、BがAの原因かと思ってしまうんですけど、実は見えてないCという原因がある。その結果でAやBが起きている場合もあるので、何かと何かがつながっているといっても、必ずしもどちらかが原因で、どちらかが結果というわけでもない。

みさ　難しいですよね。

野中センセ　そこもすごくいろんな方向から……。

マッキー　野中センセ的にはステンレスを気にする必要はない？

野中センセ　今のところは、どちらかというと細胞に元気がなくなっているのが先かな。

みさ　私もそう思います。体内での循環が悪くなっているんでしょうね。

■鉄のお茶を飲んで体調を崩すケース
――コラーゲンとタンパク質の働き

野中センセ　先ほどから、鉄をとっていると想像もしなかったことがたくさん起きるとお伝えしました。

まず、いろいろ調べると、鉄とタンパク質がすごく不足している人は、それらをとろうとすると拒否反応で体調不良を起こすことに気がついているお医者さんもいます。なぜそういう状態になるかというと、いろんな説がありますが、鉄とタンパク質、鉄とコラーゲンが強く結びついているため、タンパク質やコラーゲンが不足している人は体調不良を起こしやすいのです。

僕が出会った人の中で、冬になるといつも指先がパッチン割れていた人が、この鉄緑茶を飲んでみるとその年は割れなくなったことがありました。想像もしてなかったことなので、「奥さん、事件ですよ」と（笑）。

鶴ちゃん　確かにすごい。うちの母も割れてたし、いまだに結構割れている人が多い。

野中センセ　次々に割れなくなった人が続出して、何だ何だということになったんですよ。これには鉄が関係あるの？　と話題になりました。

鶴ちゃん　そもそも、私が出会ったころのセンセは肌に艶がなくシワシワという感じだった。鉄をとり始めて半年後に、「あれ、化粧品変えた？」って言ったよね。

みさ　ほんとにセンセはいま肌がツルツルですよね。

鶴ちゃん　何も塗ってないよね。

野中センセ　はい。指先がパッチン割れなくなったというのを調べてみると、体の中でコラーゲンができる仕組みがあるんですよ。これはその気になって調べればすぐ出てきます。**コラーゲンというのはタンパク質の繊維が三つ編みになった強いタンパク質繊維**なんですよ。もともとのタンパク質繊維をつくるためにタンパク質が必要なのは当たり前だけれど、さらにそれを三つ編みにするときに、三つ編みがバラバラにならないように、化学的には水酸基という化学物質をピン止めするみたいに、一定の間隔でくっつけていくんですよ。その水酸基をピン止めするために酵素が使われていて、その酵素が必要とするのが鉄とビタミンCなんです。

ですから、**タンパク質を普通にとって、さらに鉄とビタミンCをとると、体の中でコラーゲンを合成する力がすごく強くなる。**それまでその力が弱かったから冬になって水仕事をすると指先がパッチン割れていたのが、割れなくなったんでしょう。そういうことがわかったのです。

じゃ、鉄やタンパク質が不足している人が鉄のお茶を飲めないのはなぜかなと想像してみると、よく日本の食養生では、人間の体を竹輪《ちくわ》に例えることがあるんですが、ご存じですか。

鶴ちゃん　知りません。

マッキー　初めて聞きました。

野中センセ　なぜ竹輪かというと、竹輪の茶色い焼き目がついたところがお肌で、そこから指を離さずにずっとたどっていくと、口の中に入って、食道、内臓、全部つながって同じものでできているという意味なんですよ。ですから、お肌の状態が厳しい人は内臓の状態も厳しいという意味です。

みさ　一つの皮ですもんね。

野中センセ　腸の粘膜を象徴する言葉に**「タイトジャンクション（密着結合）」**というのがあります。人間の小腸の粘膜はブロック状になっていて、そのブロックとブロックの隙間がマジックテープのような構造になっていてピッチリ閉じられているんですよ。

マッキー　小腸の壁がそういうふうになっているということですか。

野中センセ　その通りです。小腸の粘膜は、まず栄養を吸収する絨毛《じゅうもう》というのが絨毯《じゅうたん》のようにブロックの上に立っています。

マッキー　焼肉でモツを食べるときに、ひだひだの部分とその下に腸のコリコリした部分があるやつですね。

野中センセ　そこにマジックテープのような構造があって、しっかり隙間を閉じているんですよ。

マッキー　それは細胞というより、細胞の一塊みたいなものになっているんですね。

野中センセ　これが一つのユニットです。

マッキー　ユニットの組み合わせになっているんですね。

野中センセ　健康な人の腸は粘膜と粘液の保護バリアで守られているので、変なものは入れないようになっているんです。

　ところが、タンパク質やコラーゲンをつくる力が弱くなっている人は、閉じているはずのタイトジャンクションが緩んで、本来は吸収しないものが腸に間違って入っちゃうことがある。

マッキー　直接入っていくということですね。

鶴ちゃん　指のパッチン事件も同じ原因で起きている。

野中センセ　お肌でも起きている。

マッキー　じゃ、指がパッチンしちゃう人は、腸もパッチンしている。

野中センセ　ちょっと弱っているということですね。

みさ　ほんとに連動している感じがします。

野中センセ　そういう人がこの黒い鉄のお茶を飲んで、鉄が隙間に挟まると腸が炎症を起こしたりするのです。

鶴ちゃん　想像するだけで痛そう。

みさ　本来健康であれば、粘膜がちゃんとしっとりしている。

マッキー　下痢しちゃうというのは、タイトジャンクションが割れているところから鉄が入ったということなんですね。

みさ　悲鳴ですよね。

■リーキーガット（腸漏れ）と小麦の関係

野中センセ　鉄をとったために腸が炎症を起こしてしまうことは医学的に「タイトジャンクションの破綻」と呼ばれています。食べ物に興味のある人の間では**「リーキーガット（腸漏れ）」**と呼ばれることもあります。

マッキー　聞いたことがある。

みさ　何それ？

マッキー　腸に穴があいちゃうことですよね。

野中センセ　リーキーガットの容疑者は小麦のグルテンなんです。

みさ　それでグルテンをやめましょうという流れになっちゃっているんですね。

リーキーガット（腸漏れ）とは？

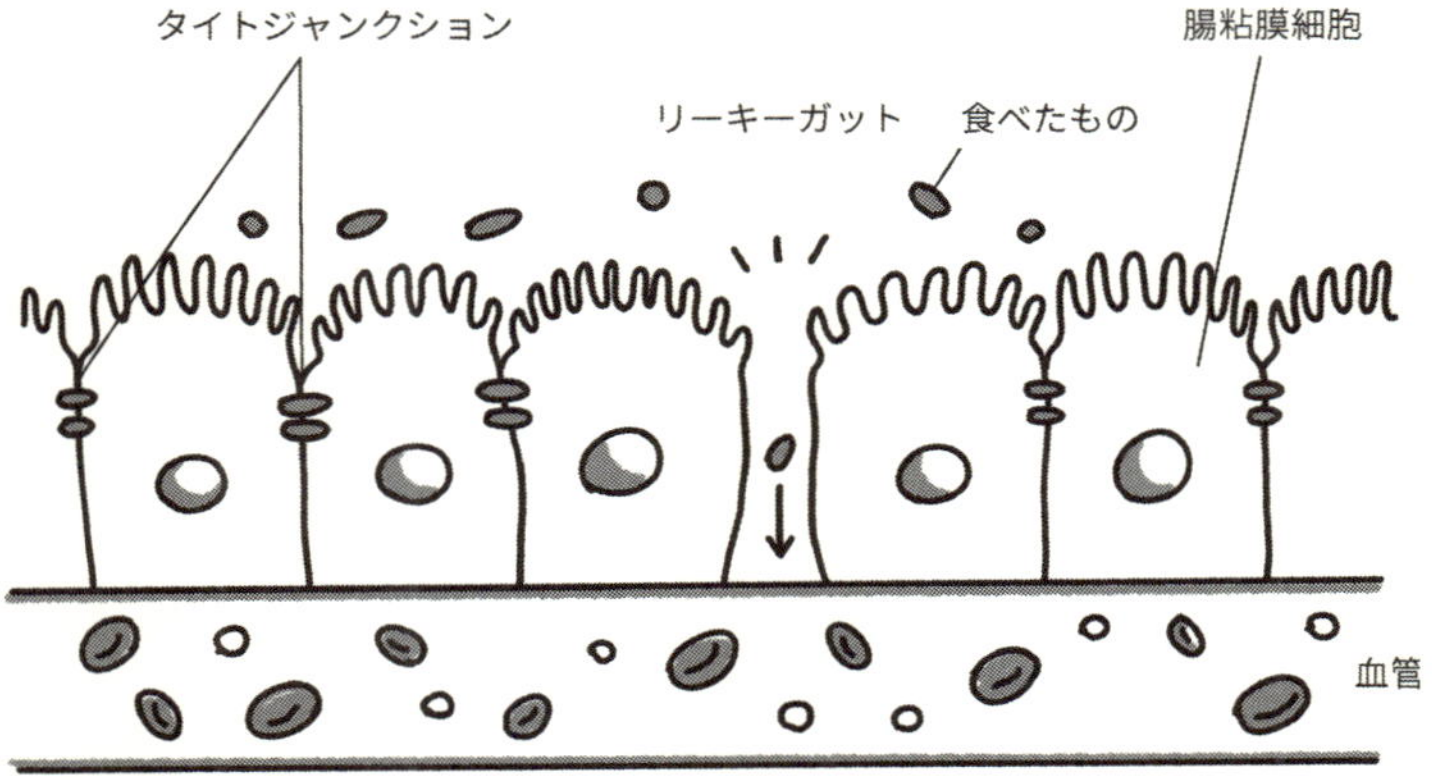

リーキーガット症候群は腸粘膜の間のタイトジャンクションが破綻した状態です。保護バリアの機能が失われてしまって本来は吸収しないものが血管に透過して、炎症を起こしてしまうのです。

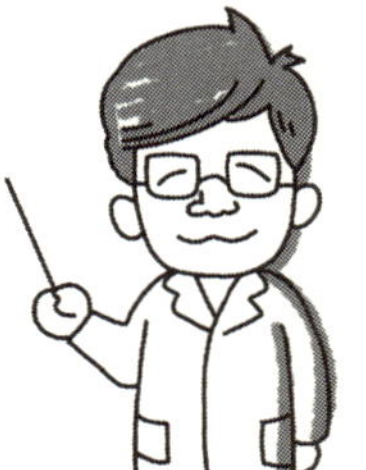

野中センセ　小麦のグルテンがタイトジャンクションを溶かしちゃってリーキーガットにさせるから、小麦をとるのをやめましょうという考え方が今は主流です。

みさ　ちなみに、**宇宙的にはグルテンはパワーフード**なんですよね。単純に言うと、人と人をくっつけるのもそうですし、当然体の中の細胞一つ一つをくっつける働きもします。

マッキー　野中センセ的には？

野中センセ　もし本当にそうなら、グルテンを抜いていった人は健康が改善するはずじゃないですか。確かに、グルテンによって本当に胃腸がしんどくなるから、グルテンをとらないような食生活に変えると少し楽になることはあります。

ただ、大幅に改善するかというと、必ずしもそうじゃない。グルテンが本当にただ一人の悪者なら、グルテンをとらなければ絶好調になるはずです。そうじゃないのは何か見落としがあるのかなと思います。

みさ　グルテンのとり方にはやっぱり問題があるみたい。

野中センセ　実は今の小麦に含まれているグルテンには大きく2種類あって、グルテニンとグリアジンというんですが、大昔の小麦にはグリアジンが少なかった。

鶴ちゃん　スペルト小麦？　古代小麦。

野中センセ　スペルト小麦みたいな。

石井　あれは大丈夫という人はいるもんね。

マッキー　じゃ、品種改良。

野中センセ　一時期は50年前と言っていたんですけど、そう言っている間に自分が年をとったので多分60～70年前に、「緑の革命」といって、小麦の収穫量が2～3倍に増えるような品種改良が行われました。それをきっかけに、今までなかった新しいタイプの小麦タンパクのグリアジンがすごく増えたんです。

なぜそれが注目されているかというと、小さいお子さんの食品アレルギーがきっかけでした。食品アレルギーのあるお子さんの親が小学校に、「この子はアレルギーがあるから、この食材を抜いた特別食の給食を用意してください」と言うためには、アレルギー原因物質の負荷テストの結果を提出しないといけないんです。

負荷テストをしても小麦に対するアレルギー反応が出ないのに、実際に食べると出る例がある。詳しく調べていくと、小麦全般的なアレルギーじゃなくて、特定のタンパク質に対してのアレルギー反応が出るか出ないかを見たほうが、より正確に症状を把握できるということがわかってきたので、グルテンというよりは、新しく増えたタンパク質に注目したほうがいいということです。

食べ物に関心がある人の間では、腸の状態がどうなっているかというのはすごく気になる問題なんです。グルテンという犯人がいることで腸の状態が弱ると思っている人が多いんですけど、それ以外にも、栄養不足が原因で腸が弱るサイクルもあると思っているのが我々のチームの見方なんです。

そこが、先ほどの鉄をとると指先が割れなくなったというところにつながるんです。鉄とタンパク質をちゃんととればお肌の状態がよくなるということは、逆に鉄やタンパク質が不足するとお肌や胃腸も弱る。そうなっちゃった人が鉄をとろうとすると、逆に炎症を起こして、おなかが痛くなったりする。

マッキー　ちょっと確認したいんですが、鉄をとるとコラーゲンが増えて、お肌も腸の中もタイトジャンクションをくっつける役割をして全体的によくなるということですよね。

野中センセ　「本来の状態に戻る」という言い方をしています。

マッキー　栄養が不足している人が鉄をそのままでとろうとすると、素通りして腸に必要のないものまで入ってきて炎症を起こしてしまう。そういう人はどうしたらいいんですか。

野中センセ　腸の粘膜を本来の状態に戻すための栄養は鉄とタンパク質とビタミンCですから、それらをとればいいんですけど、胃腸の状態が厳しくなった人はタンパク質をとれなくなるんですよ。実はタンパク質不足がきつくなった人が一番とってはいけない栄養素はタンパク質なんです。

みさ　受け入れられなくなっちゃうんでしょうね。

野中センセ　それはゆっくり考えるとわかります。本来、タンパク質は胃腸で消化・分解されてアミノ酸の形で吸収される。ところが、胃腸の粘膜が弱っていて、隙間だらけになっていると、消化・分解が終わっていない途中のタンパク質が間違って吸収されてしまう。人間の体にとって外から入ってきたタンパク質は免疫系に必ず侵入者として認識されるので、強いアレルギー反応とか炎症反応を起こしてしまうんですよ。

マッキー　鉄とアミノ酸（タンパク質）をとらなくちゃいけないのに、とろうとすると炎症を起こす。防御反応みたいなのが出ちゃうということですか。

野中センセ　本来は体の中に入らないはずのタンパク質が間違って入ってしまって、強い炎症反応を起こすのです。

マッキー　どうしようもないじゃないですか。栄養をとりたいのにとれないという状態。

野中センセ　王手で身動きとれないという感じでどうしようと思っていたときに、ＳＮＳのニュースフィードでいろんな記事が流れてくる中の一つに、「ニューヨークではボーンブロススタンドが流行っている」というのがあった。ボーンブロスというのは、動物の骨などからとったスープです。

マッキー　参鶏湯（サムゲタン）もそれに近い。

鶴ちゃん　ボーンブロスの一つ。

野中センセ　あ、と気がついた。まず「骨のだし」と聞いて何か思い浮かびますか。

マッキー　鶏ガラとか豚骨スープとか。

野中センセ　ラーメンスープは骨からとっただしを使うことが多いですよね。なぜだと思いますか。

マッキー　おいしいから。

野中センセ　「おいしい」のは、どういう成分だと思いますか。

マッキー　アミノ酸じゃないですか。

野中センセ　骨の髄にはアミノ酸が豊富に含まれているので、骨からとっただしにはアミノ酸が多い。だから旨味が強くて、ラーメンに期待されている旨味の強いだしがとれる。アミノ酸がカギです。

マッキー　アミノ酸をアミノ酸のままとれば、不要なタンパク質がない状態でそのまま体に入ってくるということですね。

野中センセ　さすがですね（笑）。胃腸が弱っていて未消化のタンパク質で炎症を起こす人は、タンパク質のかわりにアミノ酸をとればいい。アミノ酸は本来吸収される形のタンパク源なので、炎症反応を起こさずにタンパク源がとれる。**それでしばらくアミノ酸をし**

っかりとっていると、胃腸の粘膜が本来の状態に戻ってくるので、そのうちタンパク質もとれるし、鉄もとれるようになっていく。

そう気がついて世界中の回復食を思い出してみると、日本では鯉こくといって、鯉を1匹丸ごとコトコト炊いたスープを飲むとか、韓国料理だったら参鶏湯や牛骨スープ、中国でも鶏ガラだけの薬膳スープがあります。香港にはスープ文化があって、風邪を引いてちょっと調子が悪いときは「○○屋さんのスープを飲んだら」と、スープで健康を整える文化がまだ根強く残っていると言われています。欧米ではボーンブロススープといって、骨からとっただしを使って回復しています。

基本的に人間の体にとってタンパク質が不足しているのが一番厳しいのに、そうなってしまうとタンパク質がとれなくなるから、アミノ酸食材を使って回復するという食文化が実は世界中に残っているんです。多分、昔の人は知っていたんでしょうね。

マッキー　じゃ、鉄をいきなり入れられない人は、まずはアミノ酸ですね。

鶴ちゃん　味噌汁をじゃこで飲んでいたら、それもボーンブロスなの?

野中センセ　その場合、結構量が要ります。本当に状態が悪い人は、例えばボーンブロスを飲みたくて飲みたくてしようがなくなって、1日1リットルから1・5リットルぐらい飲んでいたという人がいました。

みさ　飲んでも飲んでも体が足りないと訴えるんでしょうね。

マッキー　じゃ、飲めない人はどうなりますか？

鶴ちゃん　味つけを変えてカレーとかシチューに入れるのも良いですよね。スパイスとか。

野中センセ　でも、実はボーンブロススープでもダメな人がいるんですよ。

みさ　生臭いとか、いろいろあるかもしれないですね。

マッキー　好き嫌いもある。

野中センセ　味もありますけど、骨の髄だけからじゃなくて、骨本体から溶け出すものによって炎症反応を起こす人もいるんです。

何が溶け出すと思いますか。骨は何でできていると思いますか。

マッキー　カルシウム。

野中センセ　ブブー（笑）。足りません。骨の重さの50％はコラーゲンでできています。

マッキー　コラーゲンはいいんじゃないですか。

野中センセ　そこはちょっと説明します。

鶴ちゃん　コラーゲンの化粧品とか、体の外から塗っても絶対意味ないよとよく言っているから、そういうことなんじゃないの。

マッキー　化粧品ではよく聞きます。

野中センセ　そういうイメージがあるけど、そこはちょっと置いておいて。「骨が弱い人はカルシウムをしっかりとりましょう」と言うけど、あれは不完全なんです。骨ができる仕組みはあまり見る機会がないですよね。

マッキー　見たことないです。

野中センセ　骨を強くする製品を販売しているメーカーさんのテレビコマーシャルで、骨は破骨細胞で壊されながら、骨芽細胞《こつがさいぼう》が新しい骨をつくることで本来の状態を保っているという情報を見たことがあると思います。

骨芽細胞がどうやって骨をつくっていくかというと、まずコラーゲンで足場みたいなのを組んで、そこにカルシウムを詰めていくという感じなので、まずコラーゲン質ができないと骨はできていかない。骨の重量の50％はコラーゲンでできていると言われています。

コラーゲンに熱をかけると、バラバラになってゼラチンとして溶け出します。粉ゼラチンの原材料名を見て「骨」と書いてあるのは、骨はコラーゲンの塊だからです。

そうやって溶け出してきたゼラチンはタンパク質なので、ボーンブロススープをつくろうとすると、アミノ酸だけでなくて、漏れなくゼラチンのタンパク質もついてきちゃうんですよ。

マッキー　確かに冷めると膜ができて思いっきり固まる。

野中センセ　そのゼラチンに対して炎症反応を起こす人がいる。ボーンブロススープを受け付けられない人はそういう人です。その場合には、お魚のタンパク質をできるだけ細かくしたフィッシュペプチドとか、できるだけタンパク質が少なくてアミノ酸に近い状態にした粉末のスープが有用です。

鶴ちゃん　じゃこをもうちょっと細かく粉砕した、ヒカルランドでも扱っているペプチドスープとかがいいのかな。

野中センセ　ボーンブロスだと炎症反応を起こしたけど、魚由来のペプチドスープなら大丈夫だったという人がいます。

マッキー　野中センセのサイトでも売っていました。

野中センセ　ちょこちょこ使っている人はいるんですけど、なぜそれなのか。お味噌汁にチョイ足しとか、おだしがわりに使っている人もいるけど、それだとちょっと量が足りません。人によっては本当に体を回復させるためには、もっと大量にとらなきゃいけない。

マッキー　それをメインでとると良いんですね。

鶴ちゃん　ただの白い粉なのね。何グラムぐらいとか、大量に欲しいかもね。

野中センセ　ほんとに弱っている人は、１袋５００グラム入りを１カ月に２～３袋ぐらいは飲まないと。

マッキー　1週間で1袋って、結構な量ですね。
鶴ちゃん　1日マグカップ1杯ぐらい。
マッキー　大さじ1杯どころの話じゃない。
鶴ちゃん　私、全然足りないわ。
野中センセ　これでもか、もう無理というぐらいまで飲むのがおすすめです。
マッキー　お味噌汁とかをつくるときにドサッ、ドサッと入れる感じですか。
野中センセ　ちょこちょことるという感じですね。
マッキー　それはお味噌汁に入れるものなんですか。
鶴ちゃん　うちは、ごはんを炊くときに入れている。でも、そんなに味がするわけじゃないから邪魔しない。
みさ　結構量がありますよ。
マッキー　味は？
野中センセ　おだし。
みさ　自己主張がないというか。
野中センセ　「だし&栄養スープ」と書いてあるので、粉末だしのかわりくらいで使っている人もいます。そういう使い方もありです。

鶴ちゃん　家族3人だったら、1カ月に9袋要るということでしょう。

野中センセ　本当の回復期という意味です。本当の回復期の人はガーッと飲みたくなるみたいなんですよ。

マッキー　飲みたいと感じるんだ。

石井　お湯に溶いて飲んでもいいの？

野中センセ　はい。ただしスープなので、夏場の暑いときはそのままだとちょっと飲みにくいなと感じる。

鶴ちゃん　ごはんもすぐ腐っちゃう。昆布とか入っているから、ネチョーとなって、特に夏はドロドロになっちゃう。

マッキー　日持ちがしないんだね。

野中センセ　最近見つけた裏ワザなんですけど、粉末緑茶を一緒に入れると、昆布茶みたいな感じになるので、すごく飲みやすくなるんですよ。だからお茶がわりに飲める。そうすると、もう要らないという状態になるので、そうなったら普通の状態に戻したらいい。

マッキー　飲んだ感じはどうですか。

鶴ちゃん　おいしいよ。今いただいてみたら。

みさ　全然違和感がないので、私は味噌汁に入れたりしています。ほんとに味がないというか、臭みもない。

野中センセ　鉄のお茶をあまり積極的に「飲んでね」とお伝えしてないのは、本当に鉄不足で飲んでほしい人ほど飲めないとか拒否反応が出てしまうからです。普通なら、「これ、私には合わない」と言ってやめちゃうじゃないですか。それは避けたいなと思っているのと、今みたいによくわかっている人がそばにいれば、「じゃ、タンパク質とりましょうね」とか、「アミノ酸食材を使って回復しましょうね」と言って、手伝ってあげることができるんです。

最近本屋さんに行くと、「鉄・タンパク質不足の人は鉄やタンパク質をしっかりとりましょう」とか、「鉄不足はこんな症状です」とか、「タンパク質不足はこんな症状です」と、ちゃんと書いてくれている本があるんですよ。それを読むと、自分はタンパク質不足だと自覚できるんです。ただ、その本には「プロテインサプリをしっかり飲んでください」と書いてある。

マッキー　それは聞いたことがあります。「メガビタミンと鉄とプロテインを飲みましょう」と言っていて、本としてはすごく売れて広まっているんですけど、体に合わないという人が出てきて、結局、賛否両論になってしまうんですよね。

みさ　根本的な細胞の力があるのかどうなのかというところを無視しているんでしょうね。

マッキー　その人の段階で違う。

みさ　大丈夫な人は大丈夫。その一方で大丈夫じゃない人は逆に体調を崩したとかよくありますよね。

野中センセ　その本には、「プロテインをとれないと先に行けないから、無理してでも飲んでください」と書いてある。飲めない人は少量から始めて、だんだん量を増やしていく。

マッキー　プロテインはタンパク質だから、それじゃダメなんですよね。

野中センセ　先ほど言った、特にタンパク質が不足している人が一番とってはいけない食材はタンパク質というのを把握していないので、一番とってはいけない食材を使って自分の体を立て直そうとしてしまって、胃腸がひどい炎症状態になります。

みさ　実際そういう相談が多いんですよね。体調が悪いところに、タンパク質をとり過ぎて、深刻な病気になっちゃうケースはよくあります。

マッキー　今、流行っているから、よく聞く。最初はお医者さんが言い始めたと思いますけど、別のお医者さんは「絶対やめてください」と書いている方もいます。

みさ　危険。

鶴ちゃん　宇宙的には腸が詰まるといつも教えてくる。

みさ　ストレスで、おかしな出来物ができやすくなる。癌化しやすくなるとか。

マッキー　プロテインをとるようにしてくださいというのが、結構流行っていますよね。

みさ　そうなんですよ。「運動しながらプロテイン飲んでください」とか、スポーツジムでは必ず売ってますよね。

マッキー　そうではなくて、アミノ酸をとるべきなんですね。

野中センセ　栄養学的にはプロテインもアミノ酸も同じタンパク源なんですよ。ただ、食文化はそれを超えているところがあって、同じ栄養素でも、どういう形でとるかで、体の中に入ったときの反応は真逆になる。そこを把握しないでいろんなことを言っている人がいるから、混乱の原因になるんです。

マッキー　「プロテインでタンパク質を無理してでもとってください」というのは、すごく酷なことを言っていると思います。

みさ　どんどん体の負担になってしまいますね。

■実際にペプチドスープを飲んだ効果はいかに⁉

（ペプチドスープ試飲）

マッキー　おだしの味で、ちょっとトロミがある感じ。

みさ　濃くないんですよ。

鶴ちゃん　ニンニクが入っているのに無臭なのが最高でしょう。

マッキー　ニンニクのにおいはあまり感じない。カツオだし的な……。

みさ　お魚が入っているので。

野中センセ　お魚を特殊な方法で細かくして、アミノ酸が何個かつながったぐらいのペプチドにしているスープなんです。

みさ　おいしい。

野中センセ　今の気候だとそうなんですけど、夏の暑いときとかはちょっと飲みにくいかもしれません。

鶴ちゃん　夏は冷やしてゼリーにしたいかも。

マッキー　これは冷やすと固まるの？　ゼラチンを増量して、ジュレみたいにできたりするんですか？

野中センセ　調理技術を使うといろんなことができる。パイナップルゼリーは固まらないという話を聞いたことはありますか。

みさ　私、失敗したことあります。

野中センセ　なぜそうなるか、ご存じですか。

マッキー　酢豚にパイナップルを入れると肉が柔らかくなるのと同じ仕組み？

野中センセ　どういう仕組みで肉が柔らかくなると思いますか。

マッキー　コラーゲンを壊しちゃう。

野中センセ　パイナップルにはタンパク質を分解する酵素が含まれているんですよ。その酵素がゼラチンをバラバラにしちゃうから固まらない。あと、キノコ類の中ではマイタケにもタンパク質分解酵素が含まれるというのは有名です。マイタケをそのまま茶碗蒸しに入れると、茶碗蒸しが固まらない。

鶴ちゃん　それは霊芝にも入ってる？

野中センセ　入っているかもしれない。

鶴ちゃん　霊芝と同じ成分がマイタケにあるから、マイタケはすごくいいんだよ。

マッキー　マイタケをお肉と一緒に炒めるとおいしいというのは、そういうことですか。肉が柔らかくなる。

鶴ちゃん　へえ、やってみよう。

マッキー　ボーンブロスとかに入れてもすごくおいしい。

野中センセ　ただ、100度ぐらいになるとマイタケの酵素の働きがなくなってしまうので、ボーンブロススープをつくって火を止めた後にマイタケを入れて、しばらく置いて、さあ今から食べようというときに、もう一回熱々にして食べるのが良いでしょう。

鶴ちゃん　それは冷凍しても大丈夫？　うちはマイタケを冷凍して、ポロポロ入れてる。

野中センセ　大丈夫。乾燥しているものでも大丈夫みたいだから。

マッキー　ボーンブロスをつくるのに、僕は鳥の手羽元と一緒にマイタケとかキノコを入れる。

野中センセ　タイミングを工夫するだけで効能も変わってきます。

鶴ちゃん　冷めたころにチロッと入れて、その後に味噌を入れるといいよねと、この間話してた。味噌もグラグラすると消えちゃうから。

野中センセ　最強のタンパク質分解酵素は青パパイヤに含まれてます。青パパイヤのタンパク質分解酵素は１００度まで耐えると言われています。

ボーンブロスを大きな寸胴鍋でつくると、その日のうちに食べ切れないので、そういうときは青パパイヤをすりおろして、ネットに入れておく。青パパイヤにはタンパク質分解酵素のほかに脂質分解酵素もあるので、脂も消えてすごくスッキリしたクリアスープになるんです。

みさ　ダイエット食になるかしら。でも、青パパイヤは日本ではなじみがないですね。

野中センセ　探せば見つかります。うちのチームでしっかり実験したところ、普通だったらゼラチンが固まるような場合でも青パパイヤで固まらなくなるので、さらにアミノ酸に近くなって食べやすくなると思いますよ。
　そういう形で調理技術を使うと、さらに優しい食べ物に変えることもできます。
マッキー　今の常識では、プロテインをとったらアミノ酸もとれるという誤った話になっているけれど、いま紹介された調理技術を使ってアミノ酸を吸収しやすくするのは良いですね。
野中センセ　今の栄養学には、吸収しやすい、吸収しにくいという考え方が全然ないんですよ。
みさ　単純にその物質が足りないから足していこうというような感じがメインですよね。
野中センセ　我々がやっているのは栄養学じゃなくて調理技術ですと言っているのは、そういう意味なんです。**ただとればいいんじゃなくて、できるだけ吸収しやすい形にしてからとる工夫をしましょう**ということなんですよ。

ＯＤ（起立性調節障害）と鉄の関係

――うつも鉄不足が原因だった？

■鉄不足という理解されにくい症状――OD（起立性調節障害）

みさ　最近、鉄玉を使い始められたんですね。どうですか。

編集担当　野菜の形の鉄玉を使ってお茶を飲ませていただいているんですけど、結構鉄っぽい味を感じます。

マッキー　鉄の味は、僕は全然気にならないんだけど。

鶴ちゃん　鉄の種類にもよる。「これ、まずい」と言って手放した鉄もあって、多分、相性があるんです。

みさ　鉄に全然なじんでないと、鉄臭さというので拒否反応が若干あるかもわからないですね。

鶴ちゃん　慣れも大事ということね。

野中センセ　ムチャ鉄不足の人は鉄臭いと感じる。

マッキー　もともと鉄分が足りないというのは、貧血とか立ちくらみがあるということですか？

鶴ちゃん　見るからに健康そうなんですけど、ああ、鉄不足だったんだなと思って。どういう症状が辛いですか？

編集担当　フラフラッとしたり、朝起きるのがしんどかったり。

鶴ちゃん　ＯＤ（起立性調節障害）だよね。

マッキー　それも鉄が関係あるんですか。

野中センセ　今、話が出たので、起立性調節障害の話をしましょうか。

マッキー　今すごく話題になっている話ですね。

鶴ちゃん　うちの息子も鉄によってそれが改善できて、半年で起きられるようになった。成長期で今までの量では鉄が足りないのに、親がぼやぼやしていた（笑）。鉄が足りなかったから、（鉄玉の）ナスとかを入れた状態の水筒を学校に持たせて、おうちでは「だし＆栄養スープ」のパウダーを入れて、やっと大丈夫になったみたいです。それがなかったら学校に行きたいけど朝起きられないから学校に行けない、母親の何かが悪いのかなとか、多分考え方が変な方向に行っていたと思うんですよ。でも、単純に栄養不足だという情報を野中センセからもらってたから、とにかく家でボーンブロススープを作りました。ずーっと鶏ガラスープをガラガラ炊いていて、臭い、臭いと言いながら炊いて飲ませていたら半年で改善しました。

マッキー　息子さんは嫌がらなかったの？　最初からおいしいと食べられたの？

鶴ちゃん　息子は慣れてる。大丈夫。

みさ　若いしね。

マッキー　自分に必要だとわかっているんでしょうね。

みさ　子どもだから、骨の成長期というところで体が受け入れられるんだと思う。

マッキー　必要だからおいしく感じるのか。

鶴ちゃん　私と同じ食生活で育っているけど、主人はもともと食生活が違うじゃない。だから、なじみがなくて嫌なんだと思います。

マッキー　普通に話を聞いたら、息子さんは繊細そうだからとか、不登校（学校に行きたいけど朝起きられないから行けない）の原因を心理的なものだと考えてしまいそう。

鶴ちゃん　もしかしたらスピリチュアル的に考えて、ご先祖様の何かとかあるかもしれないけど、単純にこれは栄養不足なんだと思って、とにかく与えたという感じ。「一口でもいいから学校で飲んでください」と言って鉄緑茶の水筒を持たせて、お家ではとにかくペプチドスープをごはんにも味噌汁にも入れてみたら息子の体調はみるみる改善してきた。

マッキー　そうしたら、「ODでちょっと学校にも行けない」という状態が改善したんですね。

鶴ちゃん　そうですね。朝起きれない。10時とか正午ぐらいまで寝たいとか言ったり、貧血で倒れたり。でも学校でも、朝起きられない子がとても多いと言ってました。クラスの3分の1が休んだりするんですよ。

うちはそもそもフッ素のフライパンも使ってないし、一応気をつけていたほうなんですけど、体の成長がガッと始まったときに、「突然ＯＤは来るんだな」と思った。野中センセの鉄ミネラル技術に救われたという感じです。

だから、変にへこんじゃっている人がいるのはもったいないなと思う。単純に栄養をとればいいだけの話なので。

野中センセ　ご本人もお母さんもね。

みさ　本人もわからず、つらいですよね。

鶴ちゃん　起きられないのは心が弱いからだ、と親が悩むケースをよく見るから、そこにも届くといいなと思う。

マッキー　それはすごく大事かも。ＯＤとか、うつとかも栄養不足で起こり得ることも多いよね。

鶴ちゃん　瞑想で治らない（笑）。瞑想も大事だし、好きですけどね。

■鉄には2種類ある――血液の中の鉄と肝臓の中の鉄

野中センセ　妊婦さんと同じく、なぜ成長期に追加で鉄やタンパク質を増やしてあげないといけないかというと、成長期の子どもは骨や筋肉が急激に伸びるじゃないですか。

鶴ちゃん　成長痛が出て痛いですよね。

野中センセ　実はそのときに大量の鉄とタンパク質が使われてしまうので、体全体として見ると鉄不足の症状が出ちゃうんですよ。それなのにそこが鉄不足とつながらないのは、血液検査をしても貧血の症状が出ないからなんです。

鶴ちゃん　血の中にはあるということ？

野中センセ　体の中の鉄は見方を幾つか切りかえないといけません。医学の世界では、①血液の中の鉄分と、②貯蔵鉄といって、いざというときにすぐ出せるように肝臓にためられている鉄があるんです。血液の中の鉄はまだあるんだけど、②の肝臓の鉄が少なくなっている状態を「潜在性鉄欠乏」といいます。

マッキー　「血が足りない人はレバーを食べましょう」とよく言いますね。直接そこにたまっているから。

野中センセ　レバー、肝臓に鉄！　確かにそう言われることは多いですね。血液の鉄（赤血球の鉄）が少なくはなっていないけど、実は貯蔵鉄が足りてない人がたくさんいるんです。

マッキー　血液の中には潤沢に鉄があっても、貯蔵鉄が不足しているとダメなんですね。

野中センセ　通常の健康診断とかで調べる鉄は赤血球といって、血液の中にプカプカ浮いているものです。貯蔵鉄は調べません。

マッキー　赤血球の量は十分ある。だけど鉄は少なくなっているんですね。

野中センセ　今、医学的に認識されている貧血は、①鉄欠乏性貧血、②潜在性鉄欠乏貧血、③非鉄欠乏性貧血の3種類です。

①鉄欠乏性貧血は、血液の中の赤血球が少なくて鉄不足が進むことが原因です。

②潜在性鉄欠乏貧血は、体内の鉄は不足しているけれどもヘモグロビンは正常値の鉄欠乏で、通常の血液検査ではわかりません。

③の非鉄欠乏性貧血はタンパク質不足が原因で起きる貧血です。鉄不足の人の中で、鉄を増やすための鉄剤を飲んでも症状が回復しない人がいます。タンパク質不足だと鉄剤を飲んでも貧血が治らないことがわかっていますから、タンパク質不足が原因の貧血は医学的

にも認識されているようです。

人間の体の中には鉄の流れが複数あります。

一つは先ほどお話しした赤血球の形で血液の中を流れている鉄です。もう一つは血清鉄と言って赤血球とは別の形の鉄です。体中の一つ一つの細胞にもたくさん鉄が必要です。その鉄を届けるため循環している。ちなみに骨髄で作られる赤血球も血液を流れる血清鉄が骨髄に届いて作られます。この鉄は予備として肝臓に蓄えることもできます。これが貯蔵鉄で、貯金に例えられることがあります。今使っているおカネが血液の中を流れている鉄で、今週はちょっと収入が減ったというときには、貯金をおろして生活が困らないようにします。足りない、足りないと言って貯金をおろしていたら、最後には貯金がすっからかんの状態になります。

ちょっと難しいのは、貯金残高がゼロにならないと大丈夫だろうと思ってしまいそうですが、貯蔵鉄が少なくなり始めると、体内の細胞の中の鉄も少しずつ少なくなり始めて、だんだん不調が出てきます。普通の血液検査では赤血球の状態だけしか見ず、そもそも貯蔵鉄を検査しませんから、潜在性鉄欠乏貧血は見落とされることが多いのです。

先ほどの起立性調節障害の情報を見ても、「貧血と混同しないように」と言われています。貧血と起立性調節障害を識別するためのガイドラインがあるぐらいです。

鶴ちゃん　それは鉄ミネラル的には違いますか、一緒ですか？
野中センセ　鉄不足の状態を今は正確に把握していないんです。通常の血液検査では貯蔵鉄が少なくなっている状態を見つけることができないので、誰もやっていない。
鶴ちゃん　私が覚えているのは、病院で息子が下まぶたを見られたんだけど、肝臓とここはリンクしてるのですか？　目は肝臓とつながってるじゃないですか。
マッキー　確かに下まぶたが白くなっていると、血液が足りないとされますよね。
野中センセ　それで鉄欠乏というのがわかるケースも稀にあるそうです。
鶴ちゃん　じゃ、血が大丈夫だったとしても、目を見て、これは肝臓の鉄が減ってるなというのを認識してくれるお医者さんもいるということ？
野中センセ　今はどうか知らないですけど、医療にはルールがあって、血液検査をして鉄欠乏性貧血だと診断できる状態であれば、保険で鉄剤を処方することが可能です。
　ところが、血液検査をして鉄欠乏性貧血でなければ、お医者さんは鉄剤を処方できないんですよ。
マッキー　鉄剤というのはヘム鉄のことですか。
野中センセ　ヘム鉄、ヘム鉄じゃないにかかわらず、鉄がとれるようなお薬は処方できない。

マッキー　サプリを見てると、ヘム鉄、キレート鉄などいろいろありますね。

野中センセ　サプリとかでもいいんですけど、ちゃんと鉄がとれるのは、「鉄欠乏性貧血」という診断がなければ処方できないお薬です。なおかつお薬の使用基準として、「鉄欠乏性貧血の症状が消えたら処方を中止してください。処方を続けると鉄過剰になる危険性があるから、お薬を止めてください」と、鉄分補給には基本的にすごく消極的なんですよ。

人間にとって血液の中の赤血球が減り始めるのはよほどのことなんだけど、それほどのことにならない限り鉄剤は処方されない。鉄が足りない人というだけでは誰も何もしてくれないというか、やりようがない状態です。

マッキー　今の医学の世界ではケアがない。

野中センセ　見つけてもらえないし、対応もしてもらえないという状態です。

マッキー　じゃ、目の中が白くなっている場合は、相当なことですか。

鶴ちゃん　中学生ぐらいから、お互いにこういうこと（下まぶたを下げて目を見る）をやり合いっこしませんでした？

みさ　「貧血で気持ち悪い」と言ったら、大体下まぶたを見せ合って、「あ、白い、白い」と言って。

野中センセ　それは多分、中医学の望診《ぼうしん》から来ているのだと思います。

鶴ちゃん　目と肝臓はつながってると言っているのが中医学ですからね。今だったら「ボーンブロスを飲んだほうがいいよ」とか、「鉄緑茶だね」とか言うけど、当時は、こうだからこれがいいよねとまでは言ってなくて、ただ貧血を確認しただけで終わっていた。

みさ　「まずは帰ってゆっくり体もうか」って言うしかなかった（笑）。

鶴ちゃん　寝るだけでしたよね。何の解決にもなってなかった。

野中センセ　今の日本の医療では、体の中の鉄の状態を正確に把握することがなかなかできていない。

鶴ちゃん　体の中の鉄の量を一瞬でパッと判断するのは皮膚の状態だと単純に言ってもいいの？　指が割れるまでいくと重症とか。

野中センセ　一つの知識として、鉄が不足すると体がこういう状態になるということがわかっていれば、あれもこれもとゾロゾロ出てきます。

鶴ちゃん　ＯＤとか生理痛とか。

みさ　ホルモンも関係していそうだし。

野中センセ　立ちくらみしやすいとか、生理のリズムが乱れやすいとか、睡眠のリズムが乱れやすいとかも例として挙げられます。

鶴ちゃん　不眠も最近多いですよね。今、多くの人が睡眠薬を飲んでますよね。

みさ　病院でまず出されるのでね。

野中センセ　それは起立性調節障害とも関係があるし、あとはメンタルの問題の特殊事情があるので、次にちょっとだけ説明しますね。

まず、起立性調節障害はなぜ見落とされているかというと、一つは、骨と筋肉が成長するためにも大量の鉄とタンパク質が必要になるという情報がごっそり抜け落ちているので、誰もそこに思いが至らない。

あとは、赤血球の形の鉄は十分なんだけど、体の中の鉄が減り始めているというのを、今の標準的な医療で見つけて治療することがすごく難しくなっていることが、もう一つの理由です。

ただ、一部のお医者さんの間では、起立性調節障害は鉄・タンパク質不足ということがわかっているので、積極的に鉄とタンパク質をとるように指導しているお医者さんがいることはいます。

みさ　そういう先生もいらっしゃるんですね。

■鉄が充足すれば幸せホルモン・セロトニンも増加する！

野中センセ　最近、幸せホルモンのセロトニンの90％が腸でつくられているとか。セロトニンの働きをご存じですか。

マッキー　セロトニンは自律神経とかを安定させるというイメージがあります。

野中センセ　もう一つ、睡眠ともつながりが深いんですけど、セロトニンと睡眠のつながりはご存じですか。

マッキー　セロトニンというよりも、メラトニンのほうが夜寝るときに出てくると聞いたことがありますが……。セロトニンが腸内にできて、それがメラトニンになるという感じですか。

野中センセ　そのとおりですね。セロトニンを材料にしてメラトニンができています。

幸せホルモンのセロトニンの90％は腸でつくられるから腸内環境が大切というメッセージだけでは、大事なことが多分何も伝わっていないんですよ。というのは、腸でつくられるセロトニンと脳の中で使われるセロトニンは全く別なんです。

マッキー　ＢＢＢがあるから。

鶴ちゃん　ＢＢＢって何？

野中センセ　血液脳関門（ＢＢＢ）と呼ばれているゲートがあります。脳はとても大事な臓器なので、外から変なものが入らないように血液脳関門（ＢＢＢ）が関所のような働きをしています。「君は通ってもいい、君は入れない」というのを分けているゲートがあって、セロトニンはそのゲートを通れない。ですから、腸でつくられたセロトニンは脳では使われない。脳で使われるセロトニンは脳内の**松果体**でつくられるんです。

そこでもう一つ欠けているのは、腸でつくられるセロトニンは何をしているかという情報です。腸でつくられるセロトニンは、蠕動《ぜんどう》運動という腸を動かすためのホルモンなんです。でも脳でつくられるセロトニンも腸でつくられるセロトニンも両方とも鉄が深くかかわっています。両方ともトリプトファンというアミノ酸を材料にして鉄を使う酵素が働いてセロトニンがつくられます。ですから、アミノ酸不足の人、鉄不足の人はセロトニンをつくる力が弱くなるので、腸が動かなくなって便秘になるんです。

鶴ちゃん　起立性調節障害の症状の中に便の状態が悪くなる時があって、トイレに1時間も閉じこもってしまうんです。腸のセロトニンが不足していたということですね。

野中センセ　体全体が鉄不足、あるいは鉄・タンパク質不足になると、脳内でつくられるはずのセロトニンが不足する。セロトニンというのは朝の目覚めを促すホルモンなので、朝起きられなくなるという仕組みです。

あとは、セロトニンを材料にしてメラトニンがつくられるので、セロトニンが不足すると逆に夜寝つけなくなることもあります。

マッキー　再確認すると、物質の流れとして、脳内ではトリプトファンというアミノ酸を材料にしてセロトニンがつくられて、メラトニンになる。

鶴ちゃん　それができれば夜よく眠れる。

野中センセ　睡眠のリズムが整ってくるので、寝つきがよくなって、朝スッキリ起きられるようになるということです。

鶴ちゃん　じゃ、メラトニンが夜できるように暮らせばいいということですか？

野中センセ　鉄とタンパク質が足りていればセロトニンもメラトニンも同時にできます。

マッキー　トリプトファンとアミノ酸もないと、そうならないということですね。

野中センセ　まずセロトニンができて、そのセロトニンを材料にしてメラトニンがつくられるので、栄養をしっかりとれば、セロトニンとメラトニンが本来の状態でつくられるようになります。

マッキー　鉄はどこで働くんでしょうか？

脳内で作られる神経伝達物質

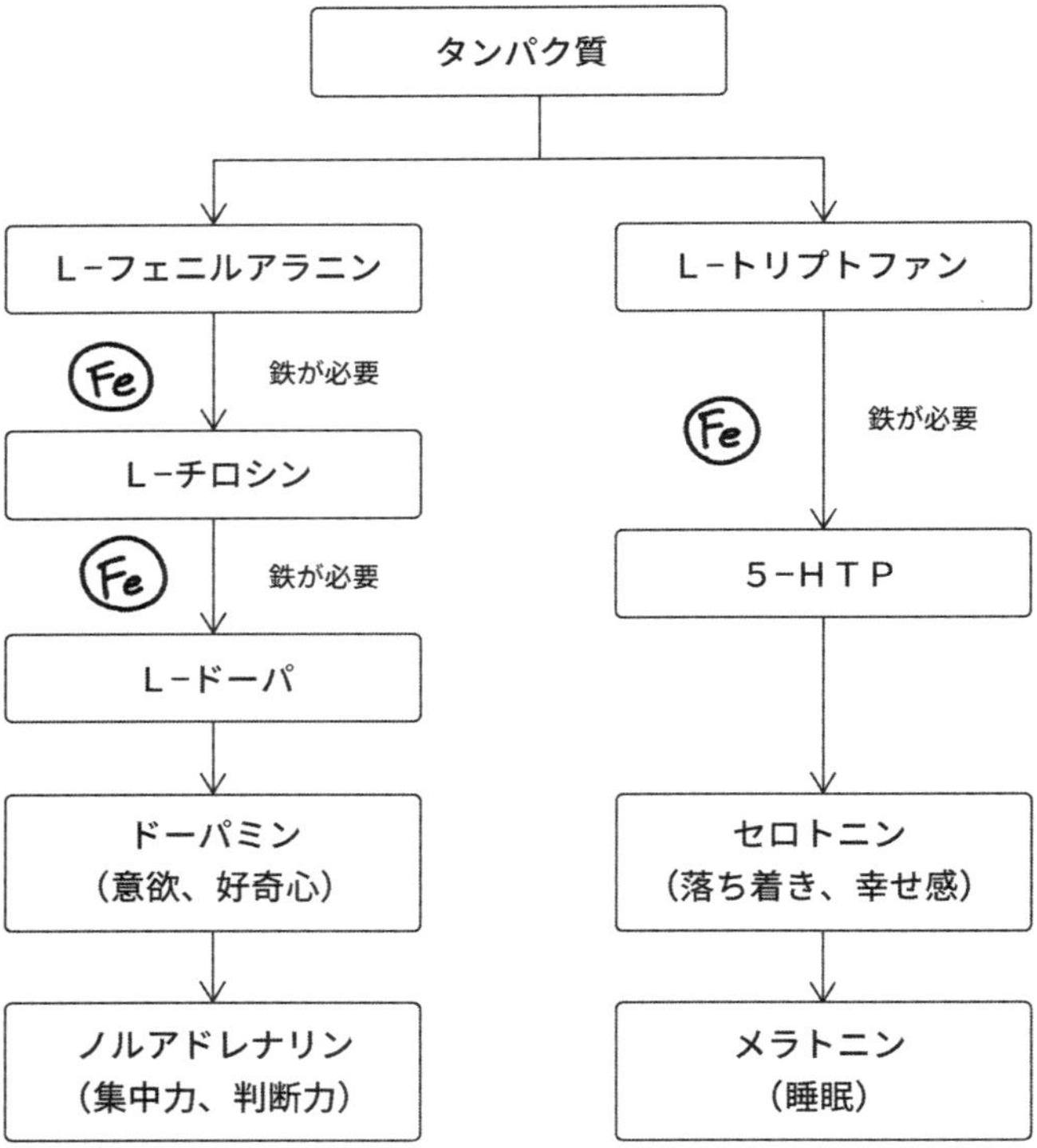

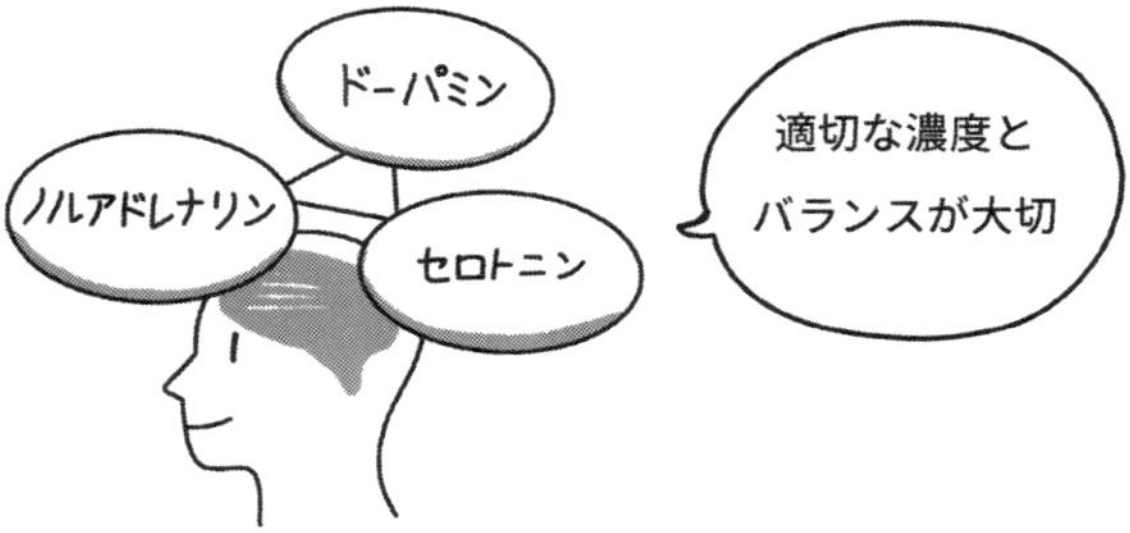

野中センセ　トリプトファンからセロトニンに変わる一番の出発点のところで働く酵素が鉄を使います。

マッキー　腸内のセロトニンと脳内のセロトニンは別物で、腸でつくられるセロトニンは血液脳関門（ＢＢＢ）によって脳内には入ってこないけど、体内にアミノ酸がたくさんあると、トリプトファンという形で入っていって、トリプトファンがセロトニン、メラトニンというふうに変わっていく。そのトリプトファンがセロトニンになるときに鉄が必要だと。

野中センセ　ここでお役立ち情報の一つとして、アミノ酸は、必須アミノ酸のバランスを整えてとってくださいと言われます。体の中でタンパク質を合成するためには必須アミノ酸がバランスよく整っていることが大事です。

ところが、コラーゲンをつくっているアミノ酸はものすごくバランスが変で、残念ながらトリプトファンがゼロなんです。トリプトファンはいろんなホルモンをつくる材料になるので、ボーンブロススープを一生懸命とるだけでは脳内神経伝達物質はつくれない。例えばキノコ類の中ではマイタケにトリプトファンが一番多く含まれているので、ボーンブロスとマイタケの組み合わせはベストです。

みさ　そういう食材を上手においしくできるというのは、それぞれの食材がそういう役割を持っているということですよね。すごいね。

マッキー　脳内の伝達物質の大元になっているのがトリプトファンで、トリプトファン、セロトニン、メラトニンというふうに作られていく。メラトニンは眠くなる物質だけど、ここの循環がうまくいってない人が多いんですね。

野中センセ　材料がなくなると、睡眠のリズムが崩れます。もう一つはメンタルの問題を起こす可能性もあります。

脳内神経伝達物質の難しいところは、血液脳関門があるから、外から注射とかお薬で入れられないんですよ。

マッキー　トリプトファンでとるしかないということですね。

野中センセ　体の本来の仕組みを使って脳の中でつくるしかない。今あるお薬はいろんなところを刺激して、あっちを止めて、こっちを止めて、無理やり神経伝達物質をつくらせようとしているんだけど、なかなかうまくいかない。それをやるよりは、不足している栄養をしっかりとったほうがストレートに脳の中で神経伝達物質をつくれる状態ができるので、そっちのほうがいいんじゃないかと思います。

鶴ちゃん　じゃ、うつの人が飲んでいるセロトニンの薬は、結局、腸でしか効いていないということですか？

野中センセ　脳の中の回路を無理やりいじって、セロトニンを増やそうとしているお薬なんです。

マッキー　セロトニンそのものじゃないということですね。

野中センセ　脳の中に入れられないんですよ。

マッキー　薬は再取り込みを阻害したりとか、いろんな形で濃度を上げるための作用を持っているだけなんですかね？

野中センセ　具体的な例としては、セロトニンと同じように不足している人が多いドーパミンという神経伝達物質です。ドーパミンも同じような仕組みでできています。ただ、出発点が、フェニルアラニンというアミノ酸を材料にして同じように鉄を使う酵素が働いてドーパミンができるというサイクルがあります。

長年ドーパミン不足で困っていらっしゃる方がいて、脳の中でドーパミンを増やすお薬をずっと飲んでいたんだけど、なかなか状態が回復しませんでした。でも、この鉄ミネラルに出会って、だし栄養スープとか鉄をとっていたら、お薬を飲まなくても大丈夫になった例がありました。

ドーパミン不足の典型的な症状として、部屋を片づけようと思うけど体が動かないという状態が多くあります。ドーパミン不足の人はお部屋が片づかないとか散らかったままになりやすいんです。

みさ　ドーパミンはやる気ホルモンという感じがします。

野中センセ　でも、ちゃんと栄養をとっていたら、ドーパミンが本来の状態で分泌され始めたみたいで、そのお話を伺ったときは、「1カ月以上、部屋が散らかっていません。初めてです」と話してくれました。場合によっては、**お薬を使うよりも、しっかり栄養をとったほうがうまくいくこともある**ということです。

あとはチロシン代謝につながっていく。甲状腺ホルモンがつくられる仕組みは、ここから枝分かれしていくんです。

特にニュートリーという会社がそういう情報を積極的に発信しています。「チロシン代謝、ニュートリー」で検索すると、もっと複雑な流れが出てきて、その中には甲状腺ホルモンもセロトニンと同じように、フェニルアラニンというアミノ酸に鉄を使う酵素が働いてつくられる。実は鉄不足が原因で甲状腺ホルモンが不足することもあります。あとは、皮膚のメラニン色素もその流れの中で出てくるので、栄養不足になると白皮症になる。

鶴ちゃん　ところでセロトニンは結局消えるんですか？　いっぱいつくらなきゃいけない気がして。使われたセロトニンはどこに行くんだろう。

野中センセ　セロトニンは常につくられています。お仕事が終わったらメラトニンに変わっちゃう。

体の中のホルモンは3種類ぐらいあって、①小さなタンパク質のようなアミノ酸が何個かつながったペプチドと、②コレステロールを出発点にしてつくられるステロイドホルモン（性ホルモンは全部ステロイド系）。あとは、③アミノ酸誘導体系のホルモン（セロトニン、メラトニン、ドーパミン、ノルアドレナリン、アドレナリン系）です。ホルモンはお仕事が終わったら消えていきます。

鶴ちゃん　じゃ、ずっとつくり続けないと。

野中センセ　健康な状態であれば、ちゃんとつくれるので問題ありません。

睡眠のリズムをつくるためには、脳内神経伝達物質ともう一つ、体温調節がかかわってきて、それはミトコンドリアに関係があるので後で説明します。

■人間はいつも「本来の姿」に戻ろうとしている

マッキー　興奮と安静のバランスをとっているのもセロトニンですね。

野中センセ　脳内神経伝達物質のセロトニンは、例えばドーパミンとノルアドレナリンのバランスをとるコンダクター（指揮者）の役目もしています。セロトニンが不足してくると、指揮者のいないオーケストラになっちゃう。

鶴ちゃん　指揮をする人が要るということだね。勝手に動いてなくて、みんながあるところに合わせようとするというか、そういう動きが体の中にあるということだね。

野中センセ　我々が確認している限り、**人間の体はいつも最大限本来の状態に戻そうとしている。**でも栄養が足りないと、「今日、ここの工場が動かないんだけど材料が来てないよ」とか、「ここの酵素の材料が今日は搬入されてない」というふうになり、全部が止まっていく。体自体は本来の状態に戻そうと頑張っているのに、栄養不足が原因でそれができない。

逆に栄養を入れていくと、人間があまり気にしなくても、全自動で体の中の偉い人が本来の状態で働いて、放っておいても元に戻っていくということです。

鶴ちゃん　体の中の偉い人は神様みたいな感じなんでしょうか?

野中センセ　はい、ものすごく有能です。体の中の仕組みを調べていくと、腰を抜かすぐらいすごいことがいっぱい起きているので、そこに人間が手を突っ込んでひっかき回すことはしないほうがいいと思います。

マッキー　でも今の医療はそれをやっている。

野中センセ　そう。

鶴ちゃん　神様の働きはセーフティーネットだみたいな言い方をしていて、「生かされている」という言葉がピッタリなのかな。

野中センセ　体の中の小さい人たちが日々どれだけ頑張っているかを理解できれば、自分も協力しようと思うでしょう。だけど、体の中の小さい人たちの日々の頑張りに気がついていない人も多いから、逆にそこにストレスをかけてしまっていることも多い。

これは後で詳しく説明しますけど、細胞は小さいと思いがちじゃないですか。でも、細胞の中にはタンパク質製造工場もあれば、エネルギー工場もある。いろんなものが完璧にそろっているんですよ。人間の体の細胞一つ一つがものすごい存在なんですよ。巨大ショッピングモールみたいな感じで、いろんな人が忙しく働いているのと一緒なんです。

鶴ちゃん　細胞がいっぱい集まって人間の体はできているの？

野中センセ　はい。

みさ　細胞一つ一つに、意識があって、臓器一つ一つをつくり上げていっている。

野中センセ　全ての細胞の中のＤＮＡは同じなんだけど、肝臓になる細胞と腎臓になる細胞ではやることが変わってくるし、ＤＮＡは体の中で使われる全てのタンパク質の設計図になっているので、どんなタンパク質でもつくることができる能力があります。今この細胞に必要なタンパク質をちゃんとわかってつくるという不思議な仕組みがあります。細胞同士がお話をしているようなイメージです。

みさ　基本的に霊的な意識体になっていくんですよね。

鶴ちゃん　細胞を移植すると、ちゃんとその情報をもらって、移植先に伝達していくと聞いたことがある。

野中センセ　細胞同士もよくわからないコミュニケーションをとりながら体のバランスをとっていて、ものすごい世界なんですよ。ちょっと想像もできない。

マッキー　全然解明されていない部分ということですよね。

みさ　宇宙は宇宙、地球は一つ。地球の中の人間、動物一つ一つがいわゆる宇宙という形になるので、その中の情報はほんとに理解できない形になってくる。

マッキー　意識とか神様の話になってきますね。

みさ　そういう話になってきちゃうんですよ。

野中センセ　我々がこうやって生きているのは超々不思議なことなので、○○ミュージアムや○○ランドに行くよりも不思議がいっぱいある。

みさ　細胞の意識一つ一つがバランスをとりながら働いてくれているということですね。

■筋肉の動きと鉄――第二の心臓、ヒラメ筋の秘密

野中センセ　起立性調節障害で一番症状が出やすい睡眠リズムの乱れとかは、わりと説明しやすいですよ。ただ、学校の朝礼の時間に長時間立っているとクラクラッとするのは説明が難しいんですね。

みさ　１人倒れたら、５人も６人もと連動していくんですよね。

野中センセ　立ちくらみと鉄のつながりはわかりにくいんですよ。だからなかなか決定打がなかったんですけど、我々のチームの間で、タンパク質や鉄をしっかりとっていると、「今まで立ちくらみしていたのになくなった。これはきっと鉄とかタンパク質と関係がありそうだ。まとめて記事を書きたいからどこかに情報源がないですか？」と質問があったんです。どこかに書いてあるだろうと思って調べたら全くないんです。わかってない。

立ちくらみは脳の血流不足が原因で起きるというのはわかっているんですが、なぜ立っていると起きるのか、なぜ特定の人は立ちくらみがあるのに、立ちくらみしない人もいるのかなど、つながりがよくわかってなかったんです。でも、そこをガーッと調べると、立

ちくらみと鉄とのつながりが見えてきたんです。

一つは、ふくらはぎのヒラメ筋に関連します。ヒラメ筋は「第二の心臓」と呼ばれているぐらいの筋肉です。人がパッと立ち上がって、何もしなければ重力の影響で血液が全部下へ下がってしまう。だからみんな立ちくらみするはずなんだけど、そうならないのは、ヒラメ筋が自動的にキュッと収縮して血液が下へ下がらないようにして、さらにポンプの役目をして血液を心臓に押し戻して、脳の血流を確保するような動きをしてくれているんです。その力が弱くなると、立ち上がった瞬間、脳が血流不足になってクラクラッとしたり、長時間立っているとクラクラッとするということがわかっています。通常は、筋力不足、自律神経の異常が原因と考えられています。

実はそこで、筋肉の動きと鉄は深いつながりがあることがわかりました。それが、さっきから興味を示しているミトコンドリアと関連していきます。

これも後から出てきますが、筋肉が動くと、体の中でエネルギーが循環し、ATP（アデノシン三リン酸）という化学物質の力を使って、エネルギーを生み出したり使ったりします。

ATPはアデノシンにリン酸が3個つながっているんですが、リン酸はマイナスの電気を持っているので、リン酸同士は反発し合っている。そこを何かの酵素の力でチョキンと切ると、もともと反発しているから、「ああ、解放された」とズドーンと飛び出します。そのときにすごく大きなエネルギーを生み出すことができるので、「高エネルギーリン酸結合」と呼ばれています。団子3兄弟のリン酸のリンの一つをつけたり外したりすることで、エネルギーを生み出したりチャージしたりということが比較的簡単にできるので、人間だけでなくて、かなりの生物がアデノシン三リン酸を使ってエネルギー代謝を起こしています。

マッキー　ＡＴＰがＡＤＰ（アデノシン二リン酸）になって、またブドウ糖を取り入れて、ミトコンドリアでＡＴＰになるというのを繰り返しているということですね。

鶴ちゃん　動くことによってエネルギーが生まれているという理解でいいんですか。

野中センセ　はい、と言うかエネルギーで動かしている。

みさ　動くというのは、熱、エネルギーですよね。

野中センセ　ボンというエネルギーが強いから。

マッキー　切り離された瞬間に発動して、それがＡＤＰになるんですか。

野中センセ　使い終わったやつがＡＤＰになって、すごく反発するやつをギュッと押し込むのに結構大きなエネルギーが要るので、そこにミトコンドリアのようなエネルギー製造工場の仕組みが必要になってくるんですね。

筋肉の動きとＡＴＰには深いつながりがあります。筋肉が収縮する仕組み、トロポニンというところで動かすのにＡＴＰがまず必要です。もう一つの筋肉の収縮・弛緩の仕組みは、筋肉の近くにカルシウムをためているタンクがあって、そこからカルシウムが筋肉にワーッと放出されると、筋肉がギュッと収縮するんですよ。それがまた弛緩するためにはカルシウムをタンクに戻す作業が必要になります。

具体的には筋小胞体という名前のタンクなんですけど、筋小胞体の中のカルシウム濃度は筋肉の中のカルシウム濃度の1万倍と言われているので、カルシウムを放出するときには高い圧力でビューンと飛び出すから何もしなくていいけれど、それを押し戻すときには、濃度あるいは圧力が低いほうから高いほうへカルシウムを移動させないといけません。そこでポンプが必要になるんです。そのポンプを動かすのにＡＴＰのエネルギーが必要になるので、ＡＴＰポンプという名前がついているんです。

しかし、鉄不足になるとＡＴＰをつくる能力が落ちるので、ＡＴＰが不足してカルシウムの出し入れがうまくいかなくなるから筋肉の収縮・弛緩がうまくいかなくなって、クラクラッとしてしまうのです。

マッキー　エネルギー不足になるからヒラメ筋が動かなくて、本来の役割を果たせなくて、立ちくらみが起きるということですか。

鶴ちゃん　さっきはセロトニンができないということだったけど、鉄は源みたいな感じなの？

野中センセ　いろんなところで大事な役割をしているので、それが不足していくといろんなことがガタガタになっちゃう。エネルギー不足で体も冷える。

マッキー　脳内神経伝達物質のスタート地点でかかわっているのが鉄だし、ＡＴＰ、ミトコンドリアでエネルギーを生み出すのにもかかわっているんですね。

鶴ちゃん　さっきは脳と腸で、今は筋肉。ヒラメ筋だけじゃなくて、ほかの部分の筋肉に関しても同じ仕組みがある。

野中センセ　ＡＴＰがどれだけつくられているか。よく2時間サスペンスで検視官が被害者の筋肉の硬直状態から「死後何時間です」と言うのは、ＡＴＰの循環が止まると、筋肉が硬直していくからなんですよ。

マッキー　その後また柔らかくなりますよね。

野中センセ　それは筋肉自体が崩壊していくから。実は（筋肉硬直の）途中の状態に陥っている人が結構多いんですよ。

■鉄が足りれば筋肉が柔らかくなり腰痛も改善する⁉

野中センセ　筋肉が硬くなっているのはＡＴＰが不足しているからなので、鉄をしっかりとり始めると腰痛が消えることがある。

鶴ちゃん　じゃ、鉄緑茶を飲んで腰痛も軽くなった症例もあるんですか？

野中センセ　それもあります。ゴボウをつくっている農家さんも、出会ったときには鉄不足で爪が波打っていたのに、鉄をとる方法を2人で考えて実践していたら、爪がきれいになって、お肌もツルツルになった。会ったときには腰痛でコルセットをしていたのが、今は外している。

マッキー　じゃ、腰痛の人は死後硬直が若干入っているってことですかね（笑）。

みさ　細胞が弱くなると筋肉が固まってくる。その中で、鉄というのは全ての発信源です。

鶴ちゃん　呼吸を整えればいいと思ってた。

野中センセ　呼吸も大事なんですよ。

鶴ちゃん　酸素が行き届いていないから硬くなるのかなみたいな感覚があった。そこに鉄が必要だというのは、新しい情報かもしれない。

マッキー 確かに。緊張してそうなっているとかね。

鶴ちゃん 呼吸が固まると、もちろんほかの筋肉も固まって息がしにくくなるから、両方なのかもしれないけど。

野中センセ メンタルの部分とエネルギー代謝は深いつながりがあります。

鶴ちゃん エネルギー代謝は、エネルギーを使うということでいいのかな。

野中センセ つくって使う、つくって使う。

鶴ちゃん エネルギーの循環ね。

鉄が足りればミトコンドリアの働きも活発になる！
全てのエネルギー源、ミトコンドリアの秘密

■2日で体温が1度上がった学生の体内にはミトコンドリアが潤沢にあった！

野中センセ　何度も話題に出たミトコンドリアの話に移ります。

これも、想像もしなかった出来事がキッカケで知ることになったんです。僕はもともと京都大学工学部・大学院工学研究科の教員で、卒業論文を書くために研究している4年生の学生さんとか、大学院の修士課程の1年生、2年生の学生さんとか、15人ぐらいの学生さんがいつも同じ部屋にいるんです。その中に、マッチョ体形で体格がよくて、毎日ジムに行って有酸素運動をしている、見るからに健康そうな学生さんがいたんですよ。

どんな食生活をしているのか興味があって根掘り葉掘り聞いていたら、突然、「僕、体温が低いんです」と言うんです。「どれぐらい?」と聞くと、「35度の低いほう」とのことでした。

それで南部鉄器を彼に1個プレゼントして、使い方も教えたら、すごく素直で真面目な学生さんだったのですぐ使い始めて、2日後に、「僕、体温が1度上がりました」と話してくれました。

鶴ちゃん　2日で1度上がるってすごいですね。

野中センセ　それは条件が整っていたからなんです。

みさ　細胞の中に鉄が入ることによって素直に鉄が働いたんでしょうね。

野中センセ　鉄をとると血液の中のヘモグロビンが増えて、一つ一つの細胞に届く酸素が増えて代謝が上がるから体温が上がります。よく「冷えが改善します」と説明されます。でも、それだと2日で体温1度の上昇はちょっと説明が難しい。なぜ難しいか、想像できますか。

マッキー　鉄をとったら急に赤血球が増えたということが起きるんでしょうか。起きるようなイメージが……。2日で赤血球が増えたということなんじゃないですか。

野中センセ　それはちょっと無理だという根拠があるんですよ。

人間の体の細胞には、ターンオーバーといって新しい細胞が生まれてから消えていくまでの時間が大体決まっていて、赤血球の場合は約120日と言われている。例えばヒトの血液の中の赤血球が70％の人の赤血球の製造がフル稼働になったとしても、100％になるのに30日ぐらいはかかる計算です。

マッキー　じゃ、長期的に改善していかないと難しいということですね。

みさ　お肌でもそう言いますよね。

野中センセ　では、なぜ短期間で体温が上昇したんでしょうか？　初めのころから鉄とエネルギー代謝がつながっているのはわかっていたので、いろいろガーッと調べていくと、ミトコンドリアの中の鉄に行き当たったんです。ミトコンドリアと鉄のつながりを、ほとんどの医療関係者はご存じです。ミトコンドリアの中のいろんなところで鉄が使われているんですけど、メインの部分の鉄を見落としていたことがわかったんです。

マッキー　ミトコンドリアがエネルギーを生み出しているというのは、割と知られている話ですよね。

鶴ちゃん　ミトコンドリアの仕組みを知りたいです。

野中センセ　人間の体の中にはエネルギーをつくれる工場が、大きく分けて2種類あります。1つ目は細胞内のゼリー状の細胞質内で起きる解糖系、2つ目はミトコンドリアです。2番目のミトコンドリアの中にも、大きく分けて2種類のエネルギー工場があります。

ここで、はじめに酵素のお話をしましょう。

皆さん酵素に興味がありますが、酵素が何か、よくわかっていない人が多い。まず酵素とは何か。小学校か中学校で、唾液の中にアミラーゼという酵素があって、でんぷん質とかの炭水化物を糖に分解して吸収すると習いました。

マッキー　お米を噛《か》んでいると甘くなるというやつですね。

野中センセ　そういうふうに大きいものを使いやすいように小さくするとか、トリプトファンからセロトニンをつくるとか、鉄・タンパク質・ビタミンCの組み合わせでコラーゲンをつくるとか、酵素は必要な材料から体に必要なものをつくるというミニ化学工場のような働きをしているんです。

　酵素は、実はタンパク質でできています。それも結構巨大なタンパク質で、ネットで検索すると、酵素の構造の絵が出てきて、タンパク質が毛糸玉のようにモシャモシャとなっているのが見つかります。基本、モシャモシャとしたタンパク質の塊が酵素ですが、タンパク質だけだと化学変化を起こす力がそんなに強くない。金属がないものもありますが、化学変化を起こす力を強くするために金属の力をかりている酵素が多いです。

「何で金属？」と思うかもしれません。学校で、過酸化水素水という、水にしか見えないものからブクブクと酸素をつくって、その中でスチールウールとかを燃やす実験をしたことがあると思います。そのときに過酸化水素ともう一つ何を使ったか覚えていますか。

鶴ちゃん　マンガン。石綿つき金網ですよね。

野中センセ　二酸化マンガンという石ころみたいなものを使ったと思うんです。何で二酸化マンガンを使うのか、ちゃんと説明してもらっているんですけど、誰も意味がわからないから覚えていない。そのとき「触媒」という言葉が出てきているはずです。それ自体は変化しないけど、化学変化を助ける力があるものです。

触媒の働きの説明の仕方には2通りあるんですけど、化学反応が起きるときには活性化エネルギーというのが必要になります。それは何か。例えば川の近くに住んでいて、目の前に土手がある。土手の向こうには河原があって、楽しい遊び場があるのはわかっているんだけど、河原まで行くには土手を越えなければいけないから、頑張って土手を越えますよね。

化学反応にもそういう土手があります。例えば炭素が酸素と結びついて二酸化炭素になるのはご存じですね。じゃ、炭を置いておけば燃え出すかというと、燃えないですね。炭と酸素が結びつくためにはエネルギーが必要です。着火剤で着火してエネルギーを入れると土手を越えられるので、よりエネルギー的に安定した二酸化炭素の状態に変わる。どこか1カ所に火がつくと、そのエネルギーで次の化学反応が起きて、玉突きみたいにして化学変化が進んでいく。

その活性化エネルギーというのが必要なんですけど、触媒はその土手の高さを下げてくれると言われています。酵素の中に入れても化学反応が起きやすくなるから、金属の力をかりている酵素が多いのです。

もう一つ、化学変化には電子をもらったり手放したりという作業が多くなります。ただ、タンパク質の中には、化学反応に使える余分な電子はありません。金属は電気を通すものが多くて、金属の表面からは電子が飛び出したり受け取ったりしやすいんです。だから、酵素が今ここで化学変化を起こしたいといったときに金属が電子を貸し出してくれる。電子供与体とか、電子受容体とか呼ばれるように、電子の供給源になっています。

電子を一回貸し出したら空っぽになる。それを再チャージするためにビタミンが使われます。酵素はタンパク質でできていて、それぞれの酵素に必要な金属やビタミンが決まっているので、タンパク質とミネラルとビタミンがそろうと、酵素がちゃんとできて働ける状態になるんですよ。

鶴ちゃん　それが一つでも欠けていると、酵素は働かずに停止しているということですね。

野中センセ　そもそもつくれないかもしれない。実はそこがミトコンドリアとつながっています。体の中のエネルギー代謝は大きく2種類あって、一つが解糖系、もう一つがミトコンドリア系です。

解糖系というのは糖質からエネルギーをつくる代謝です。細胞の真ん中に梅干しの種みたいな核があって、その中にＤＮＡがあって、その周りにゼリー状の細胞質が詰まっている。昔の絵だと、ミトコンドリアはソラマメとかスリッパみたいな形で表現されているけど、今は紐状だということがわかっていて、結構ダンスするように動いています。

みさ　ミトコンドリアが？

野中センセ　はい。ミトコンドリアはいろいろフシギちゃんなんですけど、ミトコンドリアは自分のＤＮＡを持っているので、クローニング（自己複製）で増えていく。

みさ　霊的には自己主張が一番強い。

マッキー　別の生命体ということですよね。

野中センセ　元は別の生命体です。クローニング（自己複製）で増えていくと、コピーミスとかで不良ミトコンドリアが増えることがあります。なので生物の世界では自己複製が延々と続くのはすごく嫌がられています。

単に止まっているんじゃなくて、ミトコンドリアは分裂と融合を繰り返しながら遺伝子情報を交換して品質を保っていることがわかっています。

マッキー　じゃ、普通の細胞分裂とは違いますね。

野中センセ　1つのミトコンドリアの中に遺伝子が3つあることもあって、それで不良遺伝子をどんどん排除していって、不良ミトコンドリアが残らないような仕組みがあるんです。ダンスをしてパートナーをかえてもいます。ボールルームみたいな、ちょっと賑やかな感じなのもわかっているんです。

解糖系とミトコンドリア系の代謝はどっちがメインでどっちがサブということもなく、使い分けしています。

例えば敵に襲われて100メートルを一気に駆け抜けるとか、ジムで力を出すときにはどんな呼吸をしますか。

マッキー　息を止める。

野中センセ　解糖系は、無呼吸、無酸素状態で瞬間的に大きなエネルギーを出すためのエネルギー代謝です。それは糖質以外に特に栄養素は必要ない。

それに対して、マラソンランナーは鼻から2回吸って口から2回吐くようにたくさんの酸素を使う、長期間安定してエネルギーをつくるためのミトコンドリア系のエネルギー代謝を使います。人間が呼吸しているのは、実はミトコンドリアに酸素を届けるためです。

解糖系は特に栄養素は必要ない。一方、ミトコンドリアを大きな酵素に見立てると、ビタミンB6とかB12などのビタミンB群が必要です。そしてもう一つ、一番必要な栄養素が鉄です。だから、**ビタミンB群と鉄が不足している人は、ミトコンドリアの働きが悪くなる**んですよ。

先ほどの体格がよくてマッチョ体形の学生さんのように、筋肉量（細胞数）が多くて有酸素運動をして負荷をかけていると、今のエネルギーでは足りないので、より多くのエネルギーをつくれるように細胞の中のミトコンドリアを増やしていく作用をするのです。ですから、体の中にはミトコンドリアがたくさんあったけど、そこに鉄が入っていない状態だった。それで、そこに一斉に鉄が入っていったら急にエネルギー代謝が変わって、2日で体温が1度上がったというわけです。

鶴ちゃん　発電できるものがいっぱいあったのに……。

マッキー　鉄だけが足りない状態だったということですね。

野中センセ　普通の人はもっと筋肉量が少ないし、有酸素運動もしていないから。

鶴ちゃん　体脂肪率四十何%で筋肉がすごく少ない人だと体脂肪率にもつながってきますね……。

野中センセ　はい。

解糖系とミトコンドリア系の違いは、必要な栄養素があることとないこと。もう一つの違いは、解糖系は糖質しかエネルギー源として使えないのに対して、ミトコンドリア系は、解糖系から流れてくる代謝物、糖質や脂質もエネルギーとして使えるし、緊急事態にはタンパク質もエネルギー源として使うことができる。つまり、ミトコンドリア系の働きが悪くなっているということは、脂質が代謝できない状態になっているということです。

鶴ちゃん　脂肪が減らない。

みさ　循環が悪くなるんですね。

マッキー　なるほど、鉄をとらないと痩《や》せないんだ。

野中センセ　そう。ミトコンドリアの働きが悪くなっている人は脂質からエネルギーをつくりにくくなっていて、糖質からしかエネルギーをつくれなくなります。だから朝から晩まで糖質を食べたくて食べたくて仕方がなくなり、余ったエネルギーは脂質として蓄積されて、それを代謝できないからメタボ一直線。

鶴ちゃん　脂質を動かせないから、糖質しか稼働させることができないんだね。糖で何とかするしかない。

みさ　悪循環ですね。

鶴ちゃん　それで糖をとらないダイエットとかをしちゃうと、本当に危険ということだよね。

野中センセ　はい。だから、糖質制限を始めるよりは、まずビタミンB群と鉄をしっかりとることで、実は自然に糖質依存が消えることが多い。

みさ　体の中でどんどん燃えていくからね。細胞一つ一つが動き出す。

野中センセ　甘いものがそんなに欲しくなくなるという状態になるので、実は制限する必要がなくなります。

鶴ちゃん　痩せたいと言っている人は、よく「私、何も食べてないんです」と言う。でも、全部のレコーディングを見ていくと糖質ばかりで、「これはごはんで、デザートじゃないです」とか言う場合が多い（笑）。脂肪をとってない、太るものは食べてないと思ってるんだよね。

野中センセ　糖尿病でつらいのは、インスリン抵抗性という現象です。食べ物を食べて血糖値が上がると、血糖値を下げるためにインスリンというホルモンが分泌されるんだけど、「君はもう十分栄養がとれてるから、とらなくていい」と言って、糖質が細胞に取り込まれなくなるから、いつまでたっても血糖値が下がらなくなるのです。でも、体の仕組みとしては頑張ってインスリンを分泌して血糖値を下げようとしているので、そのうち膵臓が「オレ、もう嫌だ」と疲れて、Ⅱ型の糖尿病が発症して悪循環になってしまう。

鶴ちゃん　じゃ、糖尿病にもダイエットにも、鉄とビタミンB群が必要ですね。

野中センセ　それをしっかりとるところから始めるほうが、糖質を制限するよりずっと楽です。

■ミトコンドリアを活性化させるビタミン群とは？

鶴ちゃん　ビタミンB群は、具体的にはどういった食品からとれますか？

野中センセ　B1とかB12。よく豚肉をとると疲労回復が早いというのは、ビタミンB群がそろっているからです。食べ物としては米ぬかとか、小麦のふすまという皮のところ。オールブランなどのシリアルとか、我々がお勧めしているのは、おいしいお米の米ぬかです。白米に米ぬかのふりかけをお勧めしています。

鶴ちゃん　玄米をそのままとるよりも、そっちのほうが優しく摂取できるからいいのかな。

マッキー　ぬか漬けとかはお勧めですか？

みさ　発酵のあるぬか漬けはすごくいいと思います。

野中センセ　先ほどと同じで玄米は、栄養素としては魅力的なんだけど、吸収しやすいかどうかというとまた別問題です。米のぬかの部分は消化・分解がすごく難しいので、胃腸にすごい負担をかけて炎症を起こしている人もいます。30回嚙むとか工夫が必要です。

鶴ちゃん　同じ成分だけど、米は米で調理して、米ぬかはぬか漬けでもいいし、ふりかけでもいい。そういう吸収しやすいとり方をした方がいいんですね。

野中センセ　だから調理技術が重要だと言っているんです。今のようなエネルギー代謝の話を聞くと、そうなんだとわかりますよね。

交感神経、副交感神経の話でいくと、解糖系というのは、敵に襲われたときにガーッと逃げるとか、足を踏ん張って息を止めてパンチを繰り出すとか、交感神経支配のときに働きやすいです。栄養はとれているんだけど、ストレスを受け続けているような人は解糖系優位になってしまうので、時々リラックスする時間をつくることが大切です。アグレッシブばかりになっていると、栄養がとれていても、ミトコンドリア系がなかなか働きにくいので。

■運動はミトコンドリアをより働きやすくする

鶴ちゃん　ミトコンドリアは体の1割を占めると聞いたことがあるんだけど本当ですか？

野中センセ　そこは個人差が大きいと思う。

鶴ちゃん　多いと痩せやすかったりするんですか？

野中センセ　増やしたらエネルギー代謝しやすくなる。

鶴ちゃん　その学生さんは本当にミトコンドリアが多かったということですよね。

野中センセ　栄養をしっかりとるのも大事だけど、例えばいつもは地下鉄に乗っているところを2駅ぐらい頑張って速足で歩いて、ハッハッハッと息が上がるくらいの運動をすると、「ご主人様のエネルギーが足りないから、僕たちをちょっと増員して対応しましょう」となって、細胞の中のミトコンドリアが増えていくので、代謝量が上がっていく。そうすると痩せやすくなる。

鶴ちゃん　運動とまで言わないけど、日々ちょっとした息が上がるぐらいの動きというのはすごくいいですよね。

野中センセ　体に負荷をかけるのはいい。何もしなくてじっとしていたらリラックスできるかというと必ずしもそうじゃないので、体の動きを使って、メンタルもリラックスした状態へ持っていけるヨガなどもすごく有効だと思いますよ。

鶴ちゃん　ヨガは瞑想なんだけど、すぐ瞑想できないから、体を動かしてシャバアーサナをして落ちつける。

野中センセ　瞑想するために体の力をかりているという感じですね。

鶴ちゃん　シャバアーサナは結局死だから、死んでることが一番リラックスしているということですよね。

野中センセ　そこにたどり着くために体の力をかりるということなので、積極的なリラックスになる。

鶴ちゃん　リラックスの方法がわからなくて、みんなヨガに行っているかもしれないですね。でも、ヨガに耐えられない人もいるのよ。やっぱり運動になっちゃうから、もっと速く動きたいと思う人もいるそうです。

セロトニンに戻ってくるという理由で鉄がないとリラックスし切れない、リラックスするのに鉄が有効ということはありますか？

野中センセ　はい。ありますね。

■ミトコンドリアと水素と電子の関係
――これから私たちの体を作るもの

石井　ミトコンドリアと水素と電子の関係をもう少し話してください。

野中センセ　我々は、鉄、鉄と言っていますが、全員が言っているわけではないんです。

ミトコンドリアを元気にするためのサプリセットの中に、鉄が欠けていたりすることも多々あります。

石井 うちは水素水の製品をいっぱい扱っているけど、ほとんど鉄は入ってないですね。一つは、牡蠣《かき》殻《がら》とゼオライトに、ある処理をして、それを体に入れると水分と反応して水素イオンと電子がパパパッと出てくるサプリ（コンドリ）を扱っています。

もう一つは光にまつわる器械です。加速器で電子をある一定の速さに加速してヒトの体に入れると、その光が電子と水素イオンを発生させる医療機器なんですよ。もうじき発売されます。これはフォトン系のもので、ニュートリノの研究にかかわっていた人が扱っていて、水素イオンと電子さえあれば生命は全部オーケーと言っています。

野中センセ 私はその話を聞くと違和感を抱きます。

石井 だからそこを今言ってほしいわけです。要するに、そのニュートリノの研究にかかわっている先生は、農業も水素イオンと電子だけあれば何の栄養も要らないと言う。でも、本人はちょっと鉄をとっています（笑）。おもしろいんだけど、鉄については大声で言わないんです。

野中センセ 細かい話になりますが、ミトコンドリアの中に鉄が必要です。ミトコンドリアの絵を見ると、シトクロムという鉄を使う酵素が入っています。だから鉄が必要だという説明がほとんどなんですよ。ヘム鉄といって血液の上に乗っかっている形の鉄があって、シトクロムは、そのヘム鉄がさっき言ったミネラルのかわりにカチッとはまっている酵素です。普通は、それがあるから鉄が必要だと言っているんです。ミトコンドリアTCAサイクル（クエン酸サイクル・クレブス回路）と呼ばれている山手線みたいにグルグル回っている回路があります。その次に電子伝達系という2つのユニットが連携して動いています。

先ほど言った市販のビタミン剤とかは、ミトコンドリアの前半のTCAサイクルを動かすために使われていることが多くて、そのTCAサイクルから同じくミトコンドリアの中の次の電子伝達系に電子と水素イオンが届けられます。電子と水素イオンは外から入れなくてもちょうど必要な量だけ内部で作られます。

これから我々が突っ込んでいくのはミトコンドリア電子伝達系ワールドです。

ミトコンドリア電子伝達系は、高校の生物でもかなり詳しく説明されています。酵素複合体といって、見た目はタンパク質の巨大な塊、さっき言ったタンパク質でできた酵素が幾つも組み合わさったような、化学コンビナートに立っているタワーの形の反応塔みたいなのが細胞膜の中に4個セットで立っています。酵素複合体Ⅰ、Ⅱ、Ⅲ、Ⅳと呼ばれていますます。その間をTCAサイクルからやってきた電子がフーッと流れて、その電子が失うエネルギーを使ってポンプで水素イオンをどこかの隙間に汲み上げるということをやります。ミトコンドリアの特徴は細胞膜が二重になっていることです。その二つの細胞膜の隙間に水素イオンを汲み上げる。ミトコンドリアはある生命体がほかの生命体に潜り込むことによってできたと言われているので、潜り込んだ側の細胞膜の内側にミトコンドリア自体の細胞膜があるので二重になっていると言われています。

さらに電子伝達系ユニットをたくさん設置できるように、内側の膜が半島のように突き出て、その中に起毛絨毯を敷き詰めたような感じで電子伝達系ユニットがずらっと並んだ状態になっている。一つの電子伝達系ユニットの中を電子が流れると、ちょうど水力発電所のように、高いところから水が落ちたエネルギーで水車を回すという感じで、電子が動いて、失ったエネルギーを使って内側の膜と外側の膜の間の隙間（膜間腔《まくかんくう》）にポンプのように水素イオンを汲み上げると、濃度差で浸透圧が発生します。

浸透圧はわかりにくいと思うんですけど、ホウレンソウをゆでるときになぜ塩を入れるかわかりますか。入れないと、ホウレンソウの成分が外へ溶け出してきてお湯が緑色になります。物質には濃度が高いほうから低いほうに自然に移動するという性質があって、これを浸透圧といいます。真水でホウレンソウをゆでると、ホウレンソウのほうがいろんな成分の濃度が高いので全部真水に溶け出すんです。それで塩水にして濃度のバランスをとると溶け出さなくなるので、ホウレンソウはきれいな緑のまま、せっかくの栄養分も溶け出さずに済む。だから、調理技術としてはお塩を入れてホウレンソウをゆでるのです。

それと同じように、ミトコンドリアの中で水素イオンの濃い部分と薄い部分ができると、水素イオンは自動的に濃いほうから薄いほうへ移ろうとするので、そのときに力やエネルギーが生まれる。その力を使って、ATP合成タワーというクルクル回る水車みたいなのが動いて、さっき言った団子3兄弟の、リン酸が2個になったやつにもう一つのリン酸をギュギュッと押し戻すのが電子伝達系の動きです。そして最後に電子と水素イオンが残るので、それを水に変えて安全に処理するために酸素を使います。そこで使う酸素を細胞の中のミトコンドリアに送り届けるために、我々は呼吸をしています。

電子や水素イオンがたまって、それらが漏れ出すと危険な活性酵素の発生源になります。だから、そこに外から電子や水素イオンを入れるというのは考えにくい。

なぜ電子伝達系が大事かというと、例えばブドウ糖1分子がコロンと入ってきて解糖系を通るとATPが2個。TCAサイクルだと、いろいろできたり使われたりで差し引き2個で、電子伝達系を通ると34個。ちょうどパチンコの大当たりの穴に玉が入ったみたいにジャラジャラとATPが出てくる。つまり、エネルギー工場としてのメイン工場は電子伝達系なんですよ。

だから、同じ栄養をとっているようでも、ビタミンB群とか鉄がちゃんととれている人はたくさんエネルギーをつくれますが、それが足りてない人は少ししかエネルギーをつくれないから、朝から晩まで糖質をとってても夕方にはエネルギー切れになって、昼寝をしないともたなくなるのです。

マッキー　元素として水素は必要で大切なんですね。

野中センセ　それはTCAサイクルがつくってくれるんです。

マッキー　外から取り入れているわけじゃなくて、中でつくられている。

野中センセ　それもバランスをとりながらつくっています。

マッキー　水素はミトコンドリア内でつくられている。

野中センセ　水素も電子も。

ビタミンB群をしっかりとればTCAサイクルがしっかり働いて、そこでエネルギーを生み出せるだけでなく、自動的に電子と水素イオンも生まれますね。ところが、それを電子伝達系が処理できなかったら、渋滞が起きてたまってしまう。実はミトコンドリアから漏れ出す電子が活性酸素の一番大きな発生源だと言われています。渋滞が起きると困りますよね。そうならないように、多分、電子伝達系とTCAサイクルが連携して、電子伝達系が動かないときはTCAサイクルもそんなに動かない状態に抑えられる。結局両方同時に持ち上げるのが大切だということです。ちなみに呼吸で吐き出す二酸化炭素はＴＣＡサイクルでできる。

さあ、ここで質問です。どこに鉄が登場するでしょうか（笑）。

さっき言ったように、ミトコンドリアの中には酵素複合体が4つぐらいあります。その中を電子が移動することによってエネルギーが変換されます。ミトコンドリア電子伝達系は、電子の流れのエネルギーを水素の流れのエネルギーに変えて、最後は水素の流れのエネルギーをＡＴＰという化学エネルギーに変換するという3段階のエネルギー変換工場なんです。

ここで、「酵素複合体の中を電子が流れます」と平気な顔をして言うんですけど、タンパク質の中は電気が流れないんですよね。

マッキー　確かにタンパク質は電気を通すものではないですよね。

鶴ちゃん　ミネラルというか鉄分とかは電子を持っているから、中に電気が通ってるんですか？

野中センセ　ここがさっき言ったミラクルワンダーランドなんです。そのままでは電子が移動できない酵素複合体の中に、鉄でできた化合物、鉄と硫黄が組み合わさった鉄硫黄クラスターやヘム鉄がきれいに並んで、電子がちょうど飛び移れるような飛び石になるんで

鉄とミトコンドリアの代謝

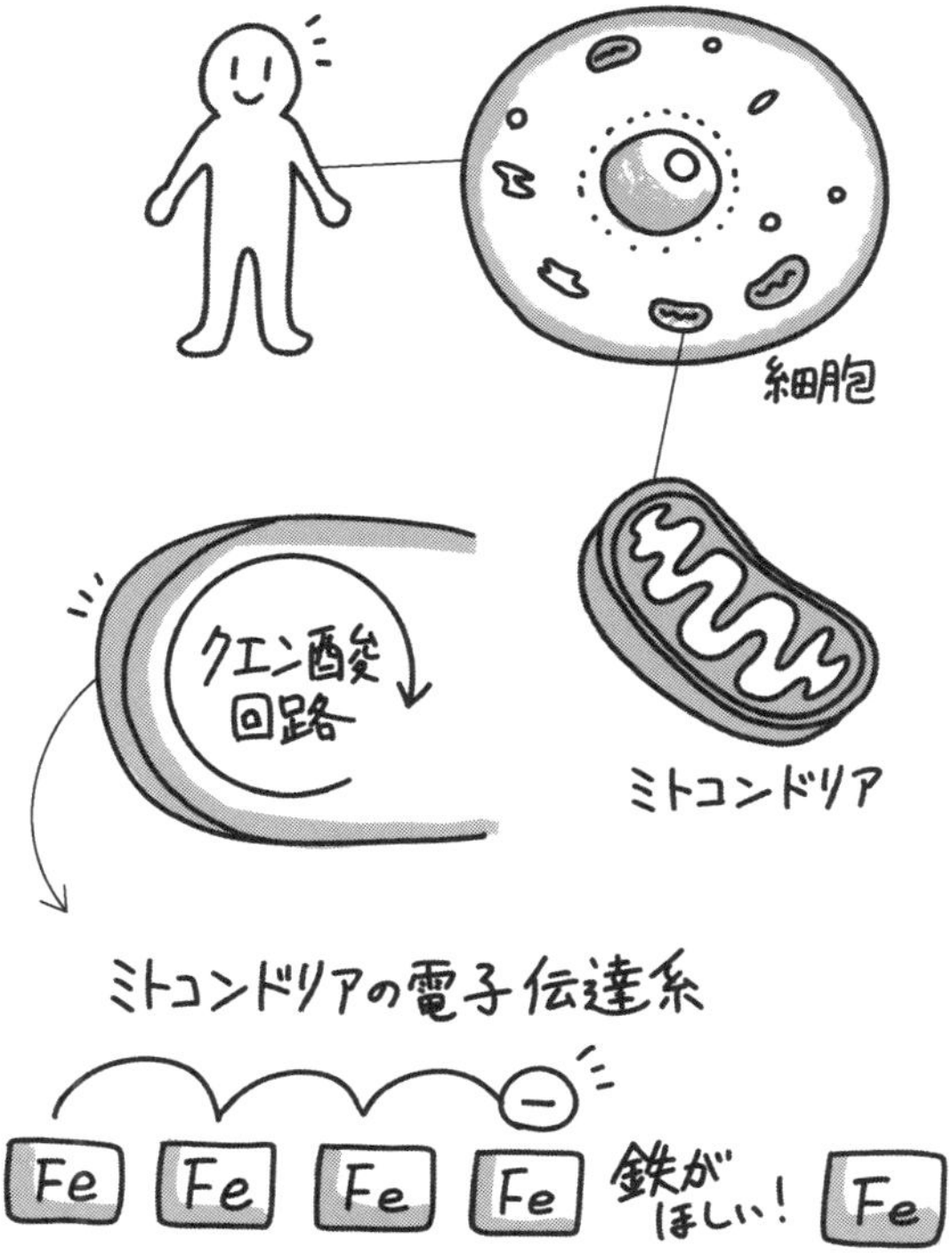

電子伝達系の鉄は電子の飛び石のようなものです。
鉄がたくさんないと電子は動くことができません。
そこで摂取された鉄分が、ちょうどよい間隔で配置されると、ミトコンドリアがしっかりと働きます。

すよ。ミトコンドリアの酵素複合体のうちの3つは、鉄が飛び石のように絶妙に配置されていて、その飛び石伝いに電子が移動していくんですよ。

その飛び石のつくり方はびっくり仰天で、糸で吊っている発泡スチロールに、脇の下でこすった下敷きを近づけると、静電気の力でヒョイと吸いつけられますね。その仕組みを使って電子が移動していくんですよ。入り口にポンと降りると、次の飛び石が魅力的に見えて、そこに行きたくなるんです。電気的に引きつけられて次にピョーンと飛び移って、そこに飛び移ると、また次の飛び石に飛び移りたくなって、ちょうどピタゴラスイッチの中を玉が移動するように、コトン、コトン、コトンと飛び石伝いに電子が動く。

マッキー　それ自体は鉄の電子というか、何と言うものなのでしょうか?

野中センセ　鉄硫黄クラスターと言って、鉄と硫黄がセットになっています。

みさ　そこは私的に1番のポイントなんですけど。鉄と硫黄、体の一番大切なところ。

野中センセ　びっくり仰天なのは、必ず次の飛び石のほうが魅力的に見えるようにエネルギーが調節されているんですよ。あと、遠過ぎて飛び移れないということもない絶妙な距離だし、近過ぎて一つ飛ばしにならないように、必ず一つ一つ順に飛び移れる距離に、オングストロームといって、分子とか原子の大きさ単位で距離が調節されているほか、必ず次の飛び石が魅力的になるように電気的なエネルギーが調整されているんです。この仕組みがないと、電子が流れると電気抵抗があるので、電子が流れるエネルギーは熱に変わってエネルギーを取り出せません。ちなみに体の中のいろいろなところで重要な働きをしている鉄ーイオウクラスターや、ヘム鉄を作っているのもミトコンドリアです。ミトコンドリア以外では作れない。ミトコンドリアに鉄が届いていることが、どれだけ重要か想像できると思います。こんなの誰がつくったかというぐらい。

マッキー それで硫黄の温泉はどう関連してくるんですか？

鶴ちゃん 白い硫黄が入っている温泉の素と鉄の何かとお茶をセットにしたものをお風呂に入れると経皮吸収になります。

みさ 霊的に言うと、この地球の中にいる私たちの体は、地球で生まれている人間なので、地球の細胞の一つにすぎないんです。**細胞一つ一つがバランスよく動くためには、地球の自然の循環にどれだけ寄り添うことができるのかというところが本当に大切**になる。その流れの中で、重要ポイントの鉄と硫黄が私たちの体の中で少なくなっていて、これまでのいろいろな病気や現代病の一番大きな原因の一つがそれだというメッセージが降りています。

■太古から鉄の獲得は難しい！
――24億4000万年前の地球と鉄の関係

野中センセ　ミトコンドリアの中の鉄、実際は大部分が鉄と硫黄が組み合わさった鉄硫黄クラスターですが、これが不足すると問題が起きます。そこでおもしろい話が2つあります。

地球で初めて生命が誕生したのは、鉱泉という、温度が高い温泉のような場所だったと言われています。その生命も当然酵素を持っていて、そこに潤沢にあったミネラルが鉄と硫黄なのです。

みさ　そこから私たちは生まれている。

野中センセ　体の中でも古株酵素ほど鉄硫黄クラスターをもったものが多いんです。

鶴ちゃん　酵素にも古株と新参者があるんですか？

野中センセ　そう。例えばミトコンドリアは酸素があることを前提にして働いている酵素なのですが、太古の地球には酸素がなかった。そのころは鉄が錆びてなくて水に溶けやすかったので、生命は鉄の獲得には苦労していなかったんですよ。

ところが、ある日突然、シアノバクテリアという光合成ができる生命が誕生したために、酸素がある地球へと大きく変化しました。その変化のおかげで我々のように酸素を吸収する生き物が生きられるようになりました。ただここで一つ大きな問題が起きた。それまで錆びていなかった鉄が錆びて、水に溶けなくなったんですよ。そうすると、海に潤沢に溶けていた鉄が枯渇するようになります。

製鉄会社のホームページを見ると、どうやって鉄鉱石ができたか書かれています。24億4000万年ぐらい前にシアノバクテリアというのが誕生して酸素が生まれたために、それまで海水に溶けていた鉄が錆びて溶けなくなって沈んでたまった。今、工業的に利用されている鉄鉱石の成因だと書いてあります。鉄鉱石の成分を調べると、いつ、どれぐらいの時代に、どうやってできたかということがわかるんです。

みさ　地球の歴史がわかる感じですね。

野中センセ　ほぼその時代にシアノバクテリアが沈めた鉄ということが、わかっているんですよ。

そうすると、海の生き物は生命の危機に瀕するわけです。そこで海の生き物は何をしたかというと、陸に上がって植物の世界を作りました。最終的に森をつくって、森がつくる化学物質で土の中の鉄を溶かして川の流れに乗せて海に届けるという鉄循環で、海の生き物を生かす仕組みを完成させたのが約4億年前と言われています。
でも、それ以降ずっとバランスがとれていたのを、この数百年で壊した。

みさ　地球の歴史からしてみたら最近の話ですよね。

野中センセ　鉄硫黄クラスターという鉄と硫黄がセットになったミネラルは、地球上の生命の誕生に深くかかわっています。酸素を使う酵素は、酸素が生まれてから誕生した新参者の酵素です。しかし、それ以前にも酵素が働いていた。例えば細胞分裂を起こす際に、DNAのコピーをつくらないといけない。そのコピーをつくるDNAポリメラーゼという酵素は、単独ではありません。それをサポートする酵素がたくさんあって、コピーミスが起きていないかなど、ちゃんと校閲して修正するチームなんです。DNAの複製にかかわっている酵素はほぼ全部、鉄硫黄クラスターをミネラルとして使っていることが最近わかったんです。

鶴ちゃん　戻るんだけど、酸素がなかったということは、水もなかったということ？

野中センセ　水はありました。

マッキー　シアノバクテリアが誕生することによって、光合成で酸素をつくり出すようになった。その前はずっと酸素がない状態で生物は育ってきて、その後、酸素が出た。つまり、酸素は毒なんですよね。

野中センセ　鉄も酸素も諸刃の剣と呼ばれています。ただ、それをちゃんと問題がないように人間の体が管理しているんですよね。これも全自動。

マッキー　現在の生物がミトコンドリアを取り入れたりして酸素に適応していった結果、今の状態になっているということですよね。

野中センセ　基本的に多くの生命にとって鉄の獲得は難しいんですよ。24億4000万年もあったのなら、鉄を使わなくていいように進化すればよかったよね。

マッキー　でも、地球のほとんどは鉄でできているとか言いますよね。

鶴ちゃん　ここはすごく大事で、何で私は鉄をとってなかったんだろうと自分を責めると嫌だなと思って、「獲得が難しい」というのは言ったほうがいいかもしれないと思った。

野中センセ　苦労して当たり前なんだけど、鉄を使わなくていいように生命がスーパーサイヤ人になれなかったのは（笑）、電子の飛び石をどうやってつくれるか考えた時に、鉄以外の物質は考えられなかったからなんです。

鶴ちゃん　銅はダメなのですか？

マッキー　単純に鉄が潤沢にあったという理由じゃなくて、それに絶妙に合っている物質が鉄だったんですね。

野中センセ　鉄じゃないとできないお仕事がたくさんあった。

マッキー　それはミトコンドリア内の飛び石ということですよね。

野中センセ　それもあるし、ほかでも鉄は使われている。すごく小さなエネルギーで電子を受け取ったり手放したりするのは、鉄でなければできなかったんです。

鶴ちゃん　銅は大きい？　決まったサイズがあるんですか？

野中センセ　さっき言った活性化エネルギーというのがあるので、一山乗り越えないと次の飛び石に移れない状態になっちゃいます。電子が次の飛び石に移るときもエネルギーが要る。鉄だと、そのエネルギーが少量でもできたということです。

マッキー　それはどういうことですか。銅もエネルギーが低いと思うんですけど。

鶴ちゃん　省エネ？

野中センセ　例えば鉄は、赤錆とか黒錆の状態があって、ものすごく低いエネルギーで電子を1個受け取ったり手放したりできます。

マッキー　すぐ錆びる性質を持っているのは、飛び石に最適だということですね。

野中センセ　はい。ほかの金属に置きかえるのはなかなか難しかったのです。

マッキー　銅も錆びやすいけど、鉄ほどではないかもしれない。

鶴ちゃん　私の感覚だけど、鉄はすごく繊細で、銅はなんかビニョーンとしている。銅鍋って使っていて優しいんですよね、じわっという感じで。

野中センセ　宇宙的な観点から言うと、そういうイメージはありますね。

マッキー　もしかしたらもっと太古のときには鉄がない状態でも生物はいたかもしれないけれど、かなり安定して、最終的に何回か星が爆発した後にできたのは、きっと鉄ですよね。

野中センセ　今の地球だと鉄がベストな答えだったんだろうね。あとは、森・川・海の循環がしっかりしていたら問題がなかった。

みさ　そもそも鉄というのはあふれているものみたいなんですよ。

マッキー　半分だったか3分の1が鉄と言われている。

野中センセ　ちょっと難しいのは、土の中には鉄がいっぱいあるんだけど、赤錆の状態の鉄はほとんど水に溶けないから、生物は利用できないんですよ。そこに森の水が加わると、生物が吸収できる形に変わる。だから、普通の鉄と森の水の組み合わせができると、みんなハッピーになるんですよね。

マッキー　じゃ、ほんとにここ100年で状況が変わっているのに、生物が適応できていないんですね。

野中センセ　そう、ぐちゃぐちゃになっている。

みさ　森の中の循環はとても大切です。

■タンパク質製造工場を動かすためにはミトコンドリアが必要！

野中センセ　なぜ鉄が人間にとって重要なスイッチか。小さな川に石がゴロゴロしていて、その石伝いに水が流れると何本にも枝分かれしていったあと、また合流するかもしれない。寒い日にガラス窓に結露した水滴の流れを見ると、スーッと流れができて、広がったり合流したりします。いろいろ枝分かれしたり合流しながら進んでいくことを、生命の世界の**「カスケード」**と言います。

栄養不足だとどこかで止まって、その下流が全部ダウンしてしまう。ある日突然、裏の小川の水が枯れたら、何が起きているか上流にその原因を探しに行きますよね。それと同じように、体の中でどこが一番上流かというと、一つ一つの細胞の中のタンパク質製造工場なのです。

ＤＮＡというのは体の設計図じゃなくて、タンパク質の設計図の集合体です。図書館なんですよ。そこには「このタンパク質はアミノ酸をこの順番に並べてください」という情報が書き込まれている。これもまた不思議なんだけど、細胞が、「今、僕はこのタンパク質をつくりたい気分です」と言ったら、膨大なタンパク質の情報を持った全長2メートルぐらいの紐状のDNAが**ヒストン**という糸巻きに巻きつき、その糸巻きが小さくパッキングされて染色体の形になって、それがまたパッキングされて最後に核の中に格納されます。「そこの中からこのタンパク質の情報を教えて」と言うと、緩んで、「ここを読んで」と読ませてくれるんですよ。

マッキー　2メートルもあるものがこんな小さな中に格納されて使われているということですか。

野中センセ　そう。それが起きると、情報を呼び出す担当の人がいて、タンパク質の設計図の原本は持ち出せないから、mRNA（メッセンジャーRNA）という形でコピーしたものをRNAという情報にして細胞の核の外へ持ち出す。それを読み取って、ウーバーイーツの配達員みたいな人が細胞の中を駆けめぐりアミノ酸を集めてきて、「はい、次はこのアミノ酸」「その次はこのアミノ酸」とアミノ酸を並べていってタンパク質ができる。

例えば細胞の中にアミノ酸が足りないと、「今アミノ酸が品切れです」とスローダウンします。もし細胞の中に必要なアミノ酸が1個しかなかったとしたら、それをウーバーイーツの配達員のような人がちゃんと見つけられるかどうか、ちょっと難しそうじゃないですか。だから、タンパク質製造工場が止まらずにちゃんと動くためには、細胞の中にアミノ酸がたっぷりある状態にしておく必要がある。

また、アミノ酸が足りなくてタンパク質製造工場がスローダウンすると、これは細胞の状態がちょっとよくないと思って、設計図そのものを破棄するという仕組みがあるんです。

みさ　リセットということですね。

野中センセ　細胞の中のアミノ酸が不足している、つまりタンパク質不足の状態だと、体の中のタンパク質製造工場が思ったように動いてくれない状態になっちゃうんですよ。タンパク質製造工場を動かすためには当然エネルギーが必要になるんだけど、そのエネルギーを生み出すのはミトコンドリアです。タンパク質と鉄が不足している状態は、一番上流が止まってしまうので、タンパク質製造工場がスローダウンする。

みさ　生命エネルギーの危機ですよね。

鶴ちゃん　ミトコンドリアの減少は生命エネルギーの危機である。

■ATPは家の中の電気のようにあらゆる活動の源だった！

野中センセ　エネルギーというと、体を温める、体温を上げるというふうに、熱とつなげて考える場合が多いですが、どちらかというと電気に近い。どういうことかというと、例えば石油ストーブとか電気ストーブは熱をつくれるけど、ほかの仕事はできないですよね。ところが電気は、テレビを見たりパソコンを動かしたりいろんなことができる。体の中でつくられるATPは、体の中の全ての化学反応やお仕事のエネルギー源になるのです。

マッキー　ATPというのは電気エネルギーみたいなものですね。

野中センセ　例えて言うとご家庭の電気に近いです。例えば電子レンジをつけているのに、うっかりホットプレートのスイッチを入れたらブレーカーが落ちるみたいな容量不足になっちゃうので、いろんな工場がパパパッと止まり始めるんですよ。

実際に聞いてみたら、先ほどのミトコンドリアの中の鉄は、ほぼ100%の医療関係者が見落としていましたね。

マッキー　やはりあらゆることのスタート地点で鉄とタンパク質が必要ということですね。

鶴ちゃん　おもしろい。「ATPを何かに例えるとパスモやスイカのようなものです」と書いてある。

野中センセ　どこへ行くにも必要ということだね。

マッキー　なるほど、そうか。

野中センセ　おもしろいことに、ATPを熱に変える回路はないんですよ。

みさ　熱とはまた違うんだ。

野中センセ　筋肉を動かすと、副産物として熱が発生する。

マッキー　筋肉を直接動かすのはカルシウムで、それを戻すのに使っている。

野中センセ　昔、白熱電球ってあったでしょう。本来は光を出したいんだけど、おまけに熱が出る。蛍光灯もちょっと熱が出る。熱が少なくて光をちゃんと取り出せるのがLEDです。無駄エネルギーがないほうが効率がいいんだけど、無駄にできる熱で我々の体温は維持できるんです。

みさ　私たちにもそれが必要なんだよね。

マッキー　無駄だけど、結果として体温がそれで上がっているという仕組みですね。

野中センセ　逆に本当に熱を発生させる場合には、ATPをつくるかわりに、直接熱を発生させる回路があるんですよ。さっき言った水素の流れをATP合成タワーに通して、A

ＴＰをつくるかわりに熱発生回路に直接通すのです。
寒くなると体が震えるのは、筋肉を動かして、副産物の熱を自動的に発生させるためです。ミトコンドリアがたくさんある脂肪細胞の中には褐色脂肪細胞があって、熱発生回路がたくさんあると言われているんです。

鶴ちゃん　トイレの後の震えは別ですか？

みさ　急にエネルギーが体内に入ったというところで体がびっくりするんですよね。

野中センセ　ＵＣＰ１（Uncoupling Protein 1）、そうやってわざわざ回路を切りかえて熱を発生させる回路があるぐらい、実はＡＴＰは熱とかかわりが薄い仕組みなんだよね。それよりも、家庭で言えばテレビをつけたり、あんな仕事、こんな仕事をするためのエネルギーとしての役割が大きい。そこが不足している状態に無頓着な人が多過ぎる。「ちょっと体が冷えてるだけだ」という人に対して「いやいや、それは大変なことなんです」と言いたいんです。

鶴ちゃん　私の感覚としては、冷えは体にたまる気がするんだけど、この感覚は合ってますか？　秋ぐらいからちゃんとレッグウォーマーとかして冷えをカバーしていくと、私は風邪を引きにくくなったんだけど。

みさ　例えば寒い環境のところにずっといると冷えは体にたまりそうですよね。

マッキー　「冷え取り」と言うもんね。

野中センセ　冷えがたまるとだんだん体調も悪くなっていくんだろうね。

鶴ちゃん　ふくらはぎのヒラメ筋も固まってくるんですね。

みさ　ずっと循環が悪い状態でいたら、筋肉の質もどんどん悪くなるという感じかな。

野中センセ　細胞はお仕事をしないと鉄を取り込めない。

鶴ちゃん　そのお仕事って何ですか？

野中センセ　鉄は細胞の中のエネルギー工場に必要なので、鉄が不足するとエネルギー不足になり体も冷える。細胞に鉄を取り込む作業にもエネルギーが必要なので、鉄不足になると、鉄が取り込めなくなる。さらに冷える。

　細胞が1つのワールドと言ったけど、鉄はしみ込むみたいに入ってくるんじゃなくて、細胞が内側からせっせと仕事をしないと鉄はとれない。お迎え作戦でいろんなお仕事をしないと鉄がとれなくなるので、細胞が弱ってくると、そのお仕事ができなくなる。

マッキー　それはミトコンドリアが活性化すると機能する、ということですか。

野中センセ　はい。ミトコンドリアに鉄を届けるためには、細胞がちゃんと鉄を取り込んでくれないとダメ。細胞の中に鉄を取り込む作業があるんですよ。鉄だけ特別。

マッキー　細胞に鉄が入るキッカケは何ですか。

野中センセ　基本、人間や動物の細胞は脂質でできた細胞膜で囲まれているので、脂質以外の成分は通れない。なので「これはカルシウム用トンネルですよ」といって、細胞膜に膜タンパク質のトンネルをつくっていくのです。鉄もトンネルをつくればいいんだけど、鉄はそうじゃないんですよ。

マッキー　どうしましょう。

野中センセ　血液の中にはトランスフェリンというタンパク質があります。宅配のトラックみたいなのが小腸から鉄を受け取ってポイと載せて体中を循環しているんですよ。この血液の中を循環している鉄を取り込むためには特別な仕組みがあります。

マッキー　これは血液検査の中でチェックしていますよね。

野中センセ　ＴＩＢＣ（総鉄結合能）とかＵＩＢＣ（不飽和鉄結合能）とか。トランスフェリンをひっかけるために、トランスフェリン受容体という釣り竿みたいなのを細胞が細胞膜に外に向けて突き出すんです。

みさ　全てにおいて意識があるとしか考えられないんだよね。それが機械信号です。機械信号の中では絶対に鉄が必要。だって鉄がないと動けない。

野中センセ　釣り竿みたいに突き出して宅配トラックごと釣り上げます。一度に2台しか釣れない。釣っても、そのままではタンパク質が細胞の中に入れないので、細胞膜を変形させてシャボン玉みたいな形にして細胞の中に取り込んで、さっきのATPポンプで水素を送り込んで酸性にすると、トランスフェリンに載っかっている鉄が離れる。そこから今度は鉄輸送タンパク質（DMT1）というトンネルを使って細胞の中に取り込んで、シャボン玉の中に残された釣り竿は、またグルッと回って細胞の外へ突き出し、トランスフェリンは血液の中に戻すという作業をしているんです。大変そうでしょ。

マッキー　鉄だけは特殊な取り込み作業を行っているということですね。

野中センセ　細胞の中自体に鉄センサーがあって、鉄不足になると釣り竿を増産してババッと釣り人を増やして鉄をたくさん取り込むし、鉄過剰になったら釣り竿の製造をやめて、鉄の取り込みをやめる。

■鉄をとりすぎる鉄過剰が心配な人へ

マッキー　鉄過剰は時々話題になるけど、あまり気にしなくていいですか？

野中センセ　人間の体には鉄過剰にならないように、二重〜五重の仕組みがあるので、それを破って鉄過剰にしようというのはほぼ不可能です。

マッキー　鉄剤を飲んでいると、血液検査でトランスフェリン（実際は血清フェリチン）が増えて、鉄過剰と言われるケースがあると聞いたことがあります。

鶴ちゃん　そこを心配している人が多々いる印象を受けます。

野中センセ　実際は細胞側でちゃんと調節しています。そのあたりの鉄循環のことがわかっている人は鉄過剰になりません、特にアメリカの健康情報などを見ると、「健康な人が鉄過剰になることはありません」と書いてある。

みさ　最初から入らないんだよ。

野中センセ　ただし例外があって、遺伝的な疾患が原因で鉄調節システムがうまく働かない人がいるので、その人は鉄過剰になる危険性があります。

みさ　アルコールも、基本大丈夫ですと言っても、アレルギーの人もいるのと同じですね。

鶴ちゃん　それは自分で体感するしかないということですか？

野中センセ　何か調子が悪いなと思って病院に行って検査したら、ちゃんとわかる。

鶴ちゃん　じゃ、そういう人は鉄緑茶を飲まないほうがいいのですか？

マッキー　最初のタイトジャンクションの問題だけ解決されていれば、取り込まれても、必要な分しか細胞の中に入っていかないので、オッケーということですよね。

野中センセ　ただ、遺伝的疾患では、鉄過剰モードと鉄不足モードの切りかえスイッチのタンパク質がうまく働かなくなるケースがあります。

マッキー　そういう体質がレアケースとしてある。

鶴ちゃん　１００人中１００人が大丈夫なわけじゃないということも把握した上で、鉄の重要性を広げているんですね。

マッキー　そうですね。

野中センセ　「体調とか気になることが起きたら、必ずお医者さんに相談してくださいね」と伝えたいです。

マッキー　遺伝的な問題がある場合があるから。

野中センセ　ただ、アジア人種には鉄過剰になる人は少ないと言われているんです。

みさ　そういう方は、例えば鉄のお茶を飲むと一気に入っちゃうかもしれないけれども、鉄で育った鉄ミネラル野菜とかだったら、結構すんなり体に入ってなじむんじゃないでしょうか。

野中センセ　そもそも小腸の壁から鉄を取り込むときに調節が働くし、小腸の壁の中に入っても血管に移動しないで返品されることがあるように、いろんな形で二重〜五重に鉄調節システムがあるので、そこもまたびっくりします。

まとめ
鉄ミネラルを生活に取り入れるために実践すべきこと

鶴ちゃん　実際鉄ミネラル生活はどうしたらいいか説明をお願いします。
野中センセ　我々の間では4段階の鉄不足があります。

第1段階・鉄のお茶がすんなり飲めて、そのまま健康状態が改善される人
第2段階・鉄のお茶は飲めるけれど、しばらく続けていたら体調が悪くなる人
第3段階・鉄はとれないけれどボーンブロススープは飲める人
第4段階・ボーンブロススープでも炎症を起こしてしまう人

鶴ちゃん　「体調が悪くなる」という症状は具体的には下痢をするとか、頭痛とかでしょうか？
マッキー　もうちょっと嚙み砕いて言うと、どういう状態、症状ですか。
野中センセ　動けなくなります。それは先ほどのタンパク質製造工場とエネルギー製造工場の連携の問題です。今まで栄養不足だった人、エネルギー製造工場が止まっていたような人。
マッキー　動きにくくなる、疲れやすくなるということではなく、動けなくなるというのは相当よくない状態ですね。

野中センセ　動けなくなるのには理由があって、エネルギー製造工場が止まっている人は、当然細胞の中のタンパク質製造工場も止まった状態になっているんです。それまでは不足が気にならなかったのに、突然それが動き始めるので、体の中のタンパク質を全部使ってしまう状態になります。そして次の瞬間、空っぽになっちゃうんですよ。そうなると動けなくなる。

鉄がとれないほどではないけれどタンパク質不足の人が鉄だけをとっていると、タンパク質不足の症状がきつく出て、動けなくなるケースがあります。

マッキー　動けなくなるというのは相当なことですから、もう少し説明してください。

野中センセ　しんどくなる。しばらく「ああ、いい感じ」と思っていたのが、突然体が重くなる。

みさ　体が重たくなるということね。いわゆる体調不良。

マッキー　最初は飲めるんだけど、そのうち、ちょっと体調が悪くなるということですよね。

野中センセ　タンパク質不足だとそうなりやすい。「必ず鉄とタンパク質を同時にとってね」と言っていても、鉄をとるのはあっけないほど簡単なので、鉄だけとってタンパク質の摂取を意識していないと、突然動けなくなるケースがあります。

マッキー　第3段階・鉄はとれないけれどボーンブロススープは飲める人はどうですか？逆のパターンですね。

鶴ちゃん　鉄がとれないというのは、体が受け付けないという状態ですか？

野中センセ　おなかが痛くなるとか、しんどくなるとか、下痢をする。それでもボーンブロススープはおいしくいただけるという人は、しばらくは鉄をとらずにボーンブロススープをしっかりとって、「最近なんか体調がよくなったな」ぐらいのタイミングで鉄がとれないかどうか試してみて、とれそうだったら少しずつとり始めるのがおすすめです。

鶴ちゃん　第4段階・ボーンブロススープでも炎症を起こしてしまう人は何をすればいいですか？　そもそも炎症って何でしょうか？

野中センセ　蕁麻疹《じんましん》が出るとか、おなかがしんどくなるなどの症状の例があります。

マッキー　腸に炎症が起きるから下痢になるとか。

鶴ちゃん　腸のブツブツが症状に出るということですよね。

みさ　そもそも腸が弱って瘦せ細っている状態だから。

鶴ちゃん　リーキーガットですね。

野中センセ　体の炎症というのは伝播していくからね。

マッキー　改めてボーンブロススープを受け付けない場合は、どうすればいいでしょうか？

野中センセ　お味噌汁にボーンブロススープを入れて薄めてちょっとずつ飲むか、鉄ミネラル栽培のお野菜を食べるのが良いでしょう。

鶴ちゃん　お野菜が優しいんだね。お野菜と、味噌汁のスープはペプチドスープでいいんですか？

野中センセ　ボーンブロススープは飲めなくても、ペプチドスープなら大丈夫という人は多いです。でもペプチドスープもちょっと厳しい人もいる。

鶴ちゃん　じゃ、普通のかつおだしとか昆布だしでも良いということでしょうか？

野中センセ　そうですね。ただ、鉄ミネラル栽培の野菜のアミノ酸量はボーンブロススープと同じぐらい多い。

鶴ちゃん　まあまあ多いんですね。

みさ　でも、野菜も味噌汁で煮たりすると、結構

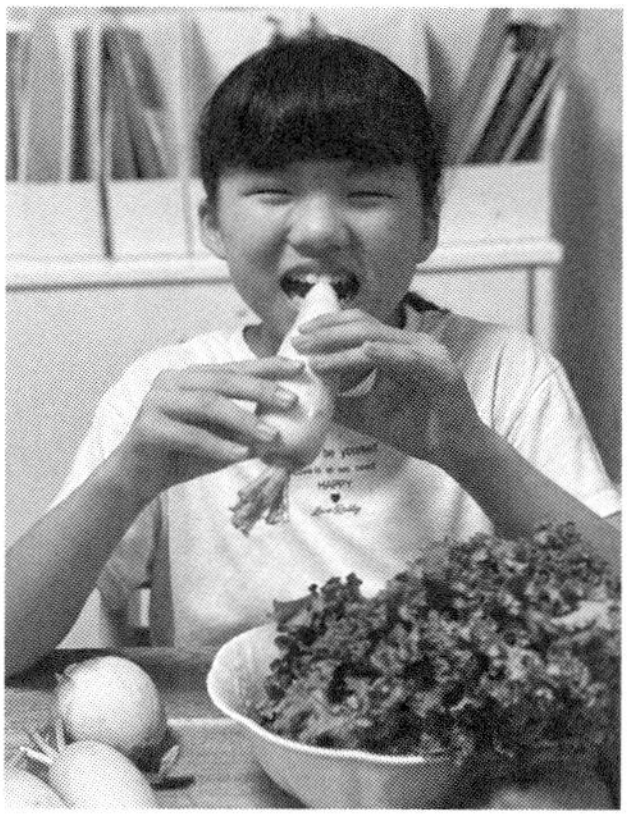

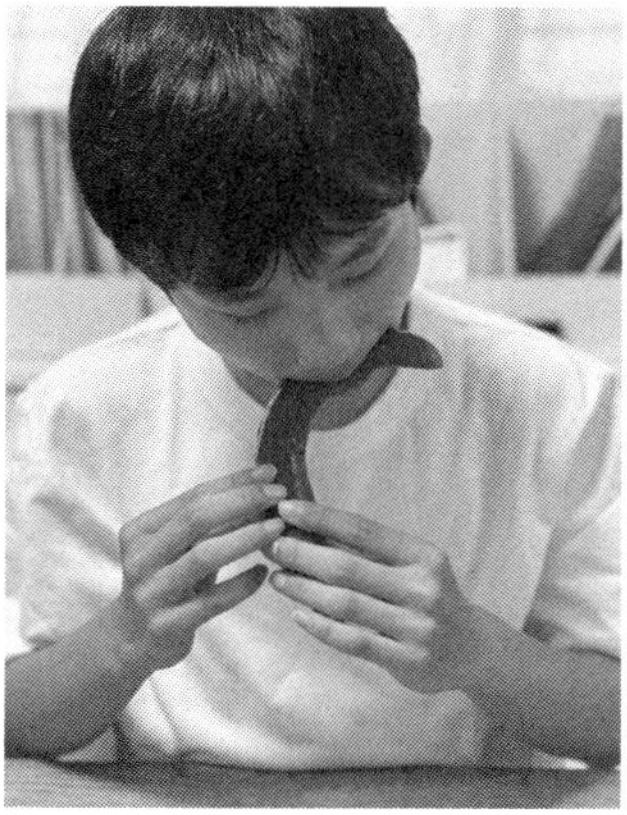

鉄ミネラル野菜は子どもたちもぽりぽり食べる　© 仲谷貴世美

すんなり入りやすいのかな。優しくなりますよね。

野中センセ　そもそも鉄ミネラル栽培の野菜はアミノ酸が多いので、ほかの一般の野菜を食べるのとは全然違う。

マッキー　それをやった後に鉄を少しずつとればいいわけですね。

野中センセ　様子を見ながら順番に。

みさ　体調がよくなってきたら少しずつ。

鶴ちゃん　じゃ、スキップはなくて、4↓3↓2↓1でよくなっていくという感じですか?

野中センセ　まず鉄をとってみて、ダメだったら2に落として、それでもダメだったら3にして、3もダメだったら4から始める。

鶴ちゃん　これのとり方は本で全部説明できるの?

野中センセ　難しいから、できたら、うちの社団法人が提供している講座を受講してください。

鶴ちゃん　詳しくはアドバイザーになってもらうのがいいんだけど、鉄瓶で緑茶を飲んだり、急須に鉄の玉を入れたり、ヒカルランドで売っているペプチドスープから始めたら、この4段階のどれかは改善する可能性が高いわけですね。

野中センセ　そのときには対応の仕方があるけど、わかりにくかったら、「鉄ミネラルのおはなし会」という講座を受講していただく。単に講座だけでなく、最低1カ月間のフォローアップがつきます。

ボーンブロススープで効率よく鉄ミネラルを摂取する！

対談

野中鉄也氏（一般社団法人　鉄ミネラル　代表講師）

×

猪股恵喜氏（千年前の食品舎　代表取締役）

■塩酸を使った食品の害とは？

猪股恵喜《いのまたけいき》　野中先生のほうでボーンブロスを取り上げていらっしゃるじゃないですか。実は、**「だし＆栄養スープ」はフィッシュボーンブロス**なんです。しかも、残渣《ざんさ》が出ないボーンブロス。シイタケとかも入れますが、そういうのは別にして、魚にグーッと圧力をかけて一気に解除すると気圧の差が生まれナイアガラの瀧のように暴瀑するのです。

深海魚を海面に引き揚げたら目玉や内臓が飛び出る。肛門からも内臓が飛び出ます。この原理を応用したのが「だし＆栄養スープ」のプラントです。製造段階で塩酸とかの化学的処理を一切していません。

私たちは、野菜でもお肉でも、何を食べるにしても遺伝子をいただいています。ところが、塩酸を使うと、その遺伝子がダメになってしまうのです。化粧品メーカーなどのいろんなメーカーがコラーゲンの商品を出していますが、コラーゲンの原料は養殖した川魚の大きいウロコを使うことが多く、溶けにくいので塩酸を使います。コラーゲンは分子量が38万あるので、本当は塗っても食べても吸収できるはずがないのです。

コラーゲンをとると、確かに肌がきれいになります。吸収されないのに、なぜなのか。ここで「誘発」という考え方があります。ところが、メーカーにしてみたら、低分子にしたらいいじゃないかということで、酵素分解とか塩酸で溶かしたりするわけです。加水分解だから水を加えるのかなと思ったら、塩酸水を使っています。それで圧力をかけて溶かすと遺伝子がダメになるので、分子が小さいのに思いのほか効果は出づらいのです。しかも塩酸を中和するのに強アルカリの苛性ソーダを使っています。

開発者は50年以上前に塩酸の害に気づいていました。開発者は私の縁戚で、下関でフグの珍味メーカーを経営していました。売上げは当時で25～26億円。小さいフグでその売上げをつくろうと思うと、1000万匹ぐらいのフグの命を奪わないといけない。お刺身を連想していただくとわかると思いますが、魚をお刺身で食べるには、頭を落とし、うろこを剥いで、皮を剥いで、3枚におろして、内臓も腹骨も背骨も全部取る。刺身にできるのは4割で、6割は産業廃棄物になる生ゴミとなります。珍味も6割は捨てています。それで開発者は、魚の命の尊厳に対してあまりにも申しわけないという感情が芽生えて、どうしようもなかったのです。彼は死ぬ寸前になって、3人いた息子のうち三男坊を枕元に呼び寄せて、「魚を頭から尾びれまで丸ごと食べることができれば、人は生涯健康でいられる。難しいけど、おまえだったらできるからやってみろ」という遺言を残しました。それが、このおだしの始まりです。

これは石塚左玄《さげん》先生の「一物《いちぶつ》全体」の考え方です。**石塚左玄先生は、地面の下の大根の根っこの白い部分は「陽」、地上にある葉っぱは「陰」であるとして、根っこも葉っぱも丸ごといただくことで陰陽のバランスがとれるという考え方で食養を広められて、それがマクロビオティックにつながっていきました。**開発者は、その考え方を50年以上前に持っていて、息子に言い残したのです。魚を頭から尾びれまで食べることができれば、栄養的には母乳と一緒で、生涯、健康でいられる。しかし、当時の技術では不可能でした。塩酸を使えば簡単ですが、塩酸を使うと遺伝子がダメになることを当時からわかっていて、何とか自然製法でつくりたかったのです。

■魚のペプチド化①の成功への道―NASAとの交渉

猪股　開発には結局、25〜26億円と数十年かかりました。もう破綻寸前でしたが、ストレスを抱えたまま外海に釣りに出て深海魚を釣り上げたら、気圧の差で、なんと内臓まで飛び出している。「これだぁ、気圧の差だぁ」と閃き、この閃きを抱きながら会社に取って返し、図面を引き直して真空の圧力釜をつくったんです。その中に魚を入れて、圧力をかけて一気に解除し圧縮膨張を何度か繰り返すと、暴瀑現象が起き背骨もうろこも全部溶けて、しかも、真っ白な母乳状態になります。人が生まれて初めて食べる物といえば、母乳じゃないですか。魚にも炭水化物が含まれているので、まるで母乳のようなものができたのです。

ところが、分子は大きいので、ここでNASAの力をかりたわけです。NASAがあるものをつくっていたという情報をつかみ、アメリカに飛びました。軍事機密だからなかなか提供してもらえなかったのですが、**ペンタゴンに挨拶して、NASAとはそれこそ1年がかりで交渉して、人の栄養を吸収する小腸の粘膜よりも細かい「限外濾過《ろか》膜」という膜を提供してもらいました。**その膜に母乳のようになった魚を押し透すと、100万分の1ミリのペプチドになった。初めて化学を使わずにペプチド化に成功したのです。

NASAがその技術を持っていたのは、宇宙空間での水の確保に困っていたからです。宇宙ステーションには今、宇宙飛行士が10人前後います。四百何十グラムの食べ物をロケットで打ち上げるのに1000万円以上、コップ1杯の水に30万円から40万円のコストがかかります。これを何とかしなければというのが開発のきっかけです。ある研究者が、エ

（1）ペプチド：タンパク質がアミノ酸まで分解される手前の状態のこと。

アコンからは汗、便器からは尿を集めることができると気づきました。便は今のところ使い道がないから、カプセルに入れて宇宙にポイと投げる。私は見ていないから何とも言えませんが、それがきれいな流れ星になったという話です。

限外濾過膜に尿を通すと、バクテリアもウイルスも分離できます。これを「膜殺菌」といいます。薬品や熱殺菌ではなく、膜による物理的な殺菌です。そして、できたきれいな水を電気分解して酸素と水素をつくります。酸素に窒素を混ぜたら、宇宙ステーションで使える空気ができますし、水素を触媒に通して二酸化炭素を混ぜたら飲み水ができます。そのまま使う場合、電気分解して使う場合とかいろいろな方法がありますが、それによって今、宇宙空間で飲む水の35％が尿からつくられています。

その技術を50年以上前に導入したのです。ところが、開発当初はペプチド出汁《だし》という考え方が最先端すぎて、全く売れませんでした。大手の調味料に勝てるわけがないのです。

■同物同治という考え方——丸ごととることで全臓器の情報を得る！

野中鉄也　なぜ丸ごとにこだわったのかを教えていただけますか。

猪股　「一物全体」という考え方があって、これは石塚左玄先生の「丸ごと」の考え方です。500グラムの「だし&栄養スープ」の中に、カタクチイワシが150〜200匹、カツオが約1本、昆布が650グラム、原木シイタケが15〜20個、無臭ニンニクが30〜35玉、丸ごと使われています。

東京に住むある青年から電話がかかってきて、「社長、僕の運転免許証から条件付き（眼鏡等）が消えてなくなりました。僕は今だし&栄養スープしか飲んでないんです」と言われました。なぜ彼の視力は戻ったのか。これは同物同治、同質療法、ワクチン、ホメオパシーの考え方です。カタクチイワシを仮に200匹丸ごと使っているとすると、目玉の情報は400個入っています。腎臓の情報は200個、膵臓の情報も200個です。

私は30年くらい前、とんでもない花粉症でした。目が膿《う》んでドロドロになるので、それをステロイドの点眼薬で抑えていたら、副作用で毛細血管が弱くなって、くしゃみをしたら毛細血管が切れて、白目が真っ赤に腫れ上がってしまった。これではダメだと思って、いろいろな文献を調べるうちに同質療法に行き当たり、虫媒花粉を体に入れてみることにしたんです。アメリカのサプリメントを調べていて、ハチが幼虫の餌として集めてくる虫媒花粉に酵素を混ぜたものを見つけました。それを2瓶取り寄せて、1瓶の3分の2を飲んだところできれいに改善しました。それから再発していません。これが同質療法との出会いでした。ホメオパシーも同質療法の一種です。「ある症状を起こす物質はその症状を取り去ることができる」同質の法則といわれるものです。

それと同じことが**「一物全体」**という考え方です。**丸ごととることによって、いろんな臓器の情報が得られます。**例えば、肝臓が悪い方は健康な動物の肝臓をいただいたらいいというのが同物同治です。そういう基本的な考え方があったので、何も捨てない丸ごとにこだわったのです。

ところが、出汁に関してはDHA（ドコサヘキサエン酸）とEPA（エイコサペンタエン酸）は有害です。ボーンブロススープのいいところは、骨からとるので脂が少ないことです。「だし&栄養スープ」は、酸化しやすいDHAとEPAを限外濾過膜で理論上は100%除去しています。分析に出すと0・2グラムとか、ごくわずかには誤差が出ますが、脂の粒子は限外濾過膜を通過できないので、脂がゼロのスープができたのです。

今は使っていないですが、かつて自衛隊でもこの出汁が使われていました。当時、保存食にできるかどうかをテストして、5年間、全く変化がないことが認められました。防腐剤を使わずに5年間も保存できるので、厚生労働省が渋々「天然」表示を許してくれました。弊社でもテストをし直したら、6年間変化しませんでした。恐らくテストを続けていたら10年ぐらい変化しなかったと思います。脂は有害なのですが、限外濾過膜で脂の粒子が取り除かれたことによって、酸化しない出汁ができたわけです。しかも、実体はフィッシュボーンブロスで、マリンコラーゲンでもあります。これを体に入れることによって、いろんな症状が改善します。結局、同物同治です。一物全体でもありますから、健康な臓器の振動が残っているんです。

スプーン1杯の水で1000ギガの記憶容量があると言われますが、なるほどなと思いました。そのような振動の記憶が「だし&栄養スープ」でとれるのです。そういうことも考えずに、ただ大手さんのお出汁と戦おうと思ってもダメなんです。抹殺されそうにもなったし、技術漏洩事件は100件以上起きました。でも、みんな失敗しました。ブラックボックスがあって、今まで積み重ねた技術はマネできないのです。最先端の技術だったので、世の中に出るのに今までかかったというのが本当のところです。

赤字の積み重ねで、いつ消滅するかという感じだったのですが、私が途中でプロデュースに入って、「このお出汁の実体は丸ごとの栄養スープだろう」と発想を切りかえたことから、ネーミングを「だし&栄養スープ」に変えたら広がり出したのです。ただの「おだし」というネーミングでは全く通じませんでした。これが開発のいきさつです。

コラーゲンはうろこからとると言いましたが、骨以外に、皮にもコラーゲンは多く含まれています。うろこの表面はケラチン、皮膚に近いところがコラーゲンです。気圧の差を使って丸ごと乳化することによって、その全部がとれます。普通は皮膚に近いところのコラーゲンしかとれないです。**丸ごととると、ミネラル層とかケラチンとか全ての情報が残っています。**丸ごとにこだわったのは、そういうことです。

■腸にはペプチドの受容体がある！アミノ酸の吸収にエネルギーが不要のだし

野中　私は一般社団法人鉄ミネラルという社団をつくって、食べ物で体を整えるためのいろいろな講座を一般の方に向けて開催しています。その講師の一押しの食材が「だし&栄養スープ」なのです。ただ、お勧めしている理由は猪股社長さんの今のお話とちょっとだけ違っていて、コラーゲン由来のペプチドというところが一番ありがたいのです。あとは、タンパク質由来の魚のお肉と骨がペプチド状態になっていると思いますが、コラーゲンもタンパク質の一種ですし、タンパク質自体は、そのままのタンパク質ではなく、ほとんどアミノ酸に近いペプチド状態のアミノ酸食材になっています。実は、それが我々が一番使いたいものです。

また、類似の商品は幾つかありますけど、「だし&栄養スープ」はかなり買いやすいお値段になっています。だから「いいものだけど、高いから使い続けるのは難しいです」とはあまり言われないので、強くお勧めさせていただいています。

私たちは、もとはタンパク質あるいはコラーゲンだったものがすごく細かくなっているという「だし&栄養スープ」の特徴を使わせていただいています。しかし、今の猪股社長さんのお話を伺っていると、必ずしもそこを狙ってるわけではなく、入れたくないものを取り除くために限外濾過膜という技術をお使いになったということでした。ものすごく細かくなったタンパク質素材はすごくありがたいです。そのあたりについて、何かお話ししていただけたらうれしいです。

猪股　「だし&栄養スープ」は、出汁相場に合わせているのでこの値段ですけど、魚肉ペプチドのサプリメントとして販売すると値段は10倍以上します。東京のある一流料亭の総料理長は5000円でも買うと言っています。彼らは出汁をとるのに苦労しているんです。前の晩から昆布を水に入れて、翌朝、70度ぐらいに加熱してカツオ節とかを入れる。ガーゼを20～30枚くらい重ねてＤＨＡと屑を漉し透明度の高い出汁をとる。そこまでしても夕方にはＤＨＡの酸化臭がでるので捨ててしまいます。「だし&栄養スープ」なら、必要な分量だけ溶かせばロスが出ません。

なぜそのような特徴が出るかというと、脂を抜いていることは大前提ですが、ペプチドにはとんでもない力があって、**ペプチドでタンパク質が消化された状態でとると、アミノ酸よりも吸収が早いのです。**腸にはペプチドの受容体があって、アミノ酸なら1個ずつしか入らないけど、ペプチドだったら、1個入ったらあとは自然にズルっと入るので、吸収にエネルギーが全く要りません。

分析してみると、体を構成するアミノ酸は、ほとんどが遊離アミノ酸で、完全に分解された状態です。しかも、ボーンブロスと一緒で、腸粘膜を強くする作用がある。グルタミン酸が遊離化されているので、腸や胃の粘膜の再生が早くなり、ピロリ菌がつくり出すアンモニアという毒素を粘膜外に押し出すことができます。何よりも、飲むと2～3分から12～13分で100％吸収されて、排泄物になりません。アミノ酸よりも早くタンパク質の合成が行われます。

そのような特徴があるので、単なるサプリメントでアミノ酸の集合体をとるよりも調和がとれていますす。過剰摂取にならないんですね。病院で出る鉄剤をとると、体がズドーンとしんどくなります。鉄がさびて、活性酸素がワーッとできちゃう。ヘム鉄がいいとは言いますが、なかなか吸収できないです。タンパク質と鉄は絶対的に重要な栄養素ですが、この2つが一番吸収されにくい。その吸収されにくさを克服したのが「だし＆栄養スープ」です。吸収するのに一切エネルギーが要らないので、病弱な方にも適しています。

ボーンブロスはいろんな成分が溶け出すのはいいのですが、残渣が出ます。その点、「だし＆栄養スープ」は残渣がほとんどない。除いているものは、体の中で酸化して有害なＤＨＡやＥＰＡと、逆浸透膜を使って取った水です。取れた純水は機械の洗浄に使います。つまり、丸ごととれる。一物全体なんです。しかも、その過程で消化に全くエネルギーを使わなくて済むペプチド、もしくは遊離アミノ酸にまで変化しています。

■鉄分をとるためには、まず胃腸の粘膜の強化が大切

猪股　「だし&栄養スープ」をお肉の裏表にまぶして最低1時間置くと熟成肉に変わります。分子が小さいので容易に浸透して酵素反応が進むからです。鉄と酸素が結びついて酵素ができます。酵素があっても鉄がないと反応しません。しかし、酵素をつくるための鉄は吸収しづらいです。そこで「だし&栄養スープ」をとると、食べ物からとったタンパク質とミネラルの吸収力が上がります。

　ある調味料メーカーが実験をしました。老人介護施設で低アルブミン血症のおじいちゃん、おばあちゃんを選んで、彼らが食べるお粥に遊離グルタミン酸を混ぜたら、有意にアルブミンがどんどん増えていきました。消化に体力は要らないのです。

野中　そこは我々のチームとは少し考え方が違います。人の体にとって鉄とタンパク質はとても重要というのは同じですし、それらを摂取するのが一番難しいというのも同じように感じています。それがきっかけで、うちの社団でお伝えしている技術は、基本的に鉄を簡単にとるための技術です。

この本の本文でも紹介させていただいていますが、タンニンと鉄の組み合わせをつくると鉄が溶け出しやすくなるので、さらに吸収しやすい形の鉄をつくることができます。いろんな調理技術を使えば、鉄とタンニンの組み合わせは比較的簡単につくることができるので、そうやって鉄をとってくださいね、とお伝えしていました。鉄剤とかサプリの鉄に比べると、まあまあ飲みやすくて効果が出やすい鉄だったのですが、それでも、飲むと「おなかが痛くなります」「飲めません」「気持ち悪くなります」と、ある程度の割合の方には拒否反応が出るのです。いろいろ調べていくと、タンパク質不足がきつい人は鉄に対して拒否反応が起きることがわかりました。

鉄とタンパク質は胃腸の粘膜をつくるのに必要な栄養素なので、これらが不足すると、どうしても胃腸の粘膜が弱くなります。そういう人が鉄をとろうとすると、鉄が粘膜の傷に挟まって炎症が起き、おなかが痛くなったり吐き気を催したりするケースがある。

では、タンパク質を単にとればいいと思ったのですが、そこではたと気がつきました。胃腸の粘膜が弱っている人は、タンパク質に対しても拒否反応が出るのです。胃腸の粘膜を整えるために必要な栄養素は、鉄とタンパク質です。でも、一度胃腸の粘膜が弱ってしまった人は鉄やタンパク質がとれない状態がずっと続くので、なかなか回復が難しいのです。

どうしたものかと思っていたら、ちょうどSNSのニュースフィードで、今ニューヨークではボーンブロススープスタンドがはやり始めているというニュースが流れてきました。そのとき、これを使えばいいというのが理屈も含めてわかったんです。

タンパク質は三大栄養素の中で一番消化・分解が難しいので、胃腸が弱った人が固形のタンパク質をとろうとすると胃腸に大きな負担がかかります。さらに、粘膜はタイトジャンクションといって、隙間ができないようにぴっちり合わさってるのが本来の健康な状態です。ところが、胃腸の粘膜が弱っている人はタイトジャンクションが緩んでいるので、おなかの中でまだ分解が終わっていないタンパク質が間違って隙間を通って吸収されてしまう。そうなると、人間の体は、外から入ってきたタンパク質を侵入者として認識するので、免疫系が反応して強いアレルギー反応や炎症反応が起きます。胃腸の粘膜が弱った人がタンパク質をとろうとすると、胃がもたれたり、激しい場合は下痢をしたりして、タンパク質をとるのが難しくなることがあるのです。

では、どうすればいいのか。**タンパク質は消化・分解されてアミノ酸として吸収されるので、アミノ酸をタンパク源として使えば、アミノ酸は本来吸収されるはずの形の成分なので炎症を起こすことなくタンパク源がとれるはずです。**しばらくアミノ酸の形のタンパク源をとっていれば、胃腸の粘膜が再生してしっかりしてくるので、やがて、タンパク質や鉄を直接とっても炎症が起きない状態に戻せる可能性があります。

■野中先生の食事プログラム――だしからアミノ酸をとってタンパク質不足を解消する！

野中　タンパク質のかわりにアミノ酸に近い形のタンパク源を使うと、体が弱った人でも早めに回復できるのではないかと思い、世界中の回復食を調べてみました。日本では鯉こくといって、鯉1匹丸ごとコトコト炊いて、そのスープを飲みます。韓国料理なら、サムゲタンとか牛骨スープなど、骨からとっただしを飲む文化があります。漢方とか中国の薬膳には鶏ガラスープだけの薬膳もありますし、香港では体調がちょっと悪いときに、「○○屋さんのスープがいいよ」といったスープ文化が残っています。欧米では、ボーンブロススープという骨からとったスープが回復食として使われていました。

結局、栄養不足が原因で胃腸の粘膜が弱って、鉄もタンパク質もとれなくなった人が回復するためには、アミノ酸に近い形のタンパク質またはペプチドスープを使って胃腸の粘膜を再建すればいいことがわかりました。

初めのころは、「ボーンブロススープを自分で毎日つくって飲んでください」とお勧めしていました。しかし、忙しい方とかお料理に慣れてない方には難しいです。そのとき、うちのメンバーが見つけてきたのが猪股社長さんのところの「だし&栄養スープ」です。自分でボーンブロススープをつくれない方は「だし&栄養スープ」を飲めばいいと思います。

医学、栄養学の言葉では、体の中のタンパク質の蓄えのことを「アミノ酸プール」といいます。人間の全ての細胞の中には酵素やホルモンなどいろいろなものをつくるタンパク質製造工場があって、その工場は、細胞の中にあらかじめある程度のアミノ酸が吸収できていないと動きません。タンパク質不足の人は細胞に十分な量のアミノ酸が入っていないので、細胞はすっからかんに近い状態です。そういう人は、通常の成人の必要量とは桁違いに大量のアミノ酸をガーッと集中的に入れないと体調が回復しないケースがあります。

具体的には、500グラム入りの「だし&栄養スープ」のパッケージをお一人で1カ月に2袋から3袋ぐらいは飲んでほしいです。

栄養不足が原因で体調が落ちている場合、一番はじめにしなければいけないことは、十分な量のタンパク質を、アミノ酸かペプチドのような小さなタンパク源でとることです。それがうちの食事プログラムの基本です。それさえできたら、そのうち鉄もとれるようになるので、体の中でタンパク質やコラーゲンをつくることができる状態に戻って、緩やかに体調がよくなっていきます。

猪股　実際に、一日に30グラムから50グラムとる人にはいろんなことが起きてきます。

野中　タンパク質は普段の生活でも使うので、タンパク質が体内に少ない人は、その量だけをとっていてもすっからかんの状態を埋められません。埋めるためには、かなり大量のタンパク質を一定期間、集中的にとらないとなかなか回復できないことが確認できています。ただ、タンパク質をとろうとしてプロテインサプリを飲むと、胃腸が炎症を起こしたり張ったりします。実は、タンパク質不足の人が一番とってはいけない食べ物はタンパク質なんです。

猪股　これが栄養学との違いですね。

野中　うちは栄養学ではなく、食事プログラムあるいは調理技術としてお伝えしています。それは栄養学では同じものに分類されていても、どんな形でとるかによって体の中に入ったときの反応が全く逆になる場合もあるからです。伝統的な食文化を見ていくと、そこまでちゃんと成り立つような技術がいろいろ残っていることもわかってきました。それがどういう仕組みになっているかも、ちゃんと理解しながら組み立てているのが現状です。

猪股　タンパク質不足の方がプロテインをとると逆にダメなんですね。

野中　強い炎症を起こしてしまうんです。

猪股　わかるような気がします。よく腎臓を患った方のご家族から、タンパク質の過剰摂取にならないかという問い合わせがあるのですが、ハーバード大学の医学部と、その附属病院の研究でわかったこととして、全てのタンパク質が悪いのではなく、腎臓に負担が来るのは牛の赤身と豚の赤身で、魚とか植物性のタンパク質は負担がほとんどないのだそうです。

そういう意味では、「だし&栄養スープ」の材料は、シイタケ、昆布、魚なので、最も負担がないものだと思います。実際、腎臓関係の病院でも使っていただいています。これは結果オーライで後づけですけど、腎臓の悪い方にもいいという理由が今の先生のお言葉でわかりました。プロテインでさえも炎症が起きることを初めて聞きましたので、なるほどなと思いましたね。

野中　アスリートとか、ラグビーとか野球とかのチームでプロテインサプリの摂取を勧められるそうですが、消化ができなくてゲーゲーやっている人が結構いるという話をよく耳にします。

猪股　そういえば、鉄ミネラルを紹介してくださった田保先生が大分の高校の陸上部で栄養指導をしていましたけど、このプロテインの炎症があったわけか。

野中　プロテインもそうですし、アスリートの人は鉄不足になりやすいんです。

猪股　貧血が多いですもんね。

野中　特に、足裏に衝撃を受けると赤血球が壊れるので、運動が原因で貧血が起きる。あと、アスリートは代謝が高くないと運動できないので、代謝を上げるためにも鉄が必要です。食事からは鉄がなかなかとれないので、極端な場合は血管に直接鉄を注射するという形になって、日本陸上競技連盟から「不適切な鉄剤注射の防止に関するガイドライン」（2019年）が出たぐらいです。

■栄養を吸収する前に代謝を上げてはいけない――ヨウ素とニンニクについて

野中　もう一つは、今の私の感覚で、もし実現可能ならお願いしたいことは、「だし&栄養スープ」から、できるだけいろんな成分を抜いたものがあったらうれしいです。ニンニクもないほうがいいし、特に海藻由来のお出汁はないほうが使いやすい場合もあります。

猪股　ヨードフリー(2)は開発できていて、味も遜色のないものができました。ただ、無臭ニ

（2）ヨードフリー：海藻類に含まれるミネラル成分のヨウ素（ヨード）を使用していない食品。

ンニクはリーキ（西洋ネギ）の仲間なので、アリシンとかは通常ニンニクの60分の1しか入っていません。無臭ニンニクは加熱すると甘味が出てくるので料理に使いやすいのと、ビタミンB群の関係で糖代謝がよくなる。そういう面で、無臭ニンニクを減らすことはできても、「だし&栄養スープ」から取ることはできない。やっぱりおいしさも栄養の1つなので。無臭ニンニクを抜くと、普通の骨からつくったボーンブロスと変わらなくなってしまうのです。

野中　ニンニクがないバージョンが欲しいのは、人の体は急に変化しないほうがいいからです。物理学とか科学の世界では「準静的」と呼ぶのですけど、例えば、お盆の上に倒れやすいものを載せて運ぼうとしたときに、急に動かそうとすると倒れますが、できるだけゆっくり運ぶと倒れない。急に物を動かすと加速度が発生して力が生まれるので、その力で倒れちゃうんです。

これと同じように、特に、栄養の吸収力が落ちている人は、十分な栄養をとれなくて体調が落ちているんです。**そういう人に、栄養を吸収する力を上げる前に代謝を上げるようなことをすると、次の瞬間、体の中の栄養分がからっぽになって動けなくなる可能性があるのです。**我々の活動でも、初期のころは鉄だけをとっていました。鉄をとると体の中の代謝が上がる仕組みになっているので、しばらくは、「体が冷えなくなりました」「楽になりました」といううれしい変化が起きるのですが、次の瞬間、動けなくなるんです。
つくることのできるエネルギーが少なかったり、代謝が落ちると、体の中のタンパク質製造工場はお休み状態になります。そこで代謝だけを上げると、今までお休みしていたタンパク質製造工場がフル稼働に入ります。でも、その材料になるタンパク質の吸収は増えていない。結局、その日に入ってくるはずの材料が来ないから工場は動けなくなります。ですから、できれば代謝を上げるようなものが少ないほうが使いやすい場合もあります。

猪股 それがニンニクですか。

野中 ニンニクでそれほど影響が出た例はないんですけど、海藻由来のヨウ素に反応する人は確認できています。多分、味のバランスとか、どういう製品として売っていくかにかかわってくるとは思うんですけど、ある条件ではそのままのペプチドが一番使いやすい場合もあります。

猪股 難しい問題ですね。ニンニクは「だし&栄養スープ」の生命線の一つです。工場のほうでは、昆布は使っていますけど、ベビーフード用にニンニク抜きでつくって卸しているところもあります。ただ、今はアメリカのFDAでもペットフードにもニンニクを認めています。しかも、「だし&栄養スープ」で使っているニンニクは通常のニンニクと違って西洋ネギの仲間なので、ますます害はないのです。

寺の門をくぐると、ニンニクもニラも食べたらダメという戒律があるじゃないですか。なぜあんな戒律ができたかというと、ニラとかニンニクとか4つ足のものを食べるとムラムラ来て座禅が組めないからです。それだけ代謝が上がるからでしょうね。リーキの場合はそこまでの心配はないけれども、ニラも禁止ということは、先生がおっしゃるように無臭ニンニクは代謝を上げると考えると、そういうことが起きてきますね。

野中　ごくごく一部なんですけどね。

猪股　そういう方もいらっしゃるわけですね。

野中　昆布由来のヨウ素に反応してしまう人も、そんなに比率は高くないですけど、いらっしゃいました。

猪股　実は、人口の6%ぐらいがヨードに関係してきます。海藻類を消化できるのは世界の民族で日本人だけじゃないですか。

野中　民族とか遺伝子的な問題だけではなく、甲状腺ホルモンをつくる力が弱っている方がヨウ素をとると、不足している甲状腺ホルモンをつくる材料が入ってきたというので、脳から甲状腺刺激ホルモンが分泌されます。ところが、甲状腺ホルモン過少症の人は甲状腺刺激ホルモンが分泌されてもホルモンをつくることができないので、脳が「おかしいぞ」と、2回、3回と刺激ホルモンを分泌します。それでいろいろな不調が起きる方もいらっしゃいます。ほとんどの健康な方はそういうことは起きないので大丈夫なんですけど、そういう状態になっている一部の人は、ヨウ素をとるとつらくなるケースがあります。

猪股　もう分析も終わって、ヨードフリーのものはできています。そこからニンニクを減らすとコストがすごく上がりますね。

野中　ニンニクは入っていても大丈夫です。

猪股　ヨードフリーになって昆布の遊離グルタミン酸が減ったんですけど、カツオを増やしたら味の遜色がないものができました。「昆布抜き、カツオ増」というのができています。これは恐らく1日に200グラムとっても大丈夫じゃないかな。

野中　うちの回復プログラムでは、回復期の初期に大量の「だし&栄養スープ」をとることがあるので、余計に影響が出やすいです。

猪股　現状の「だし&栄養スープ」を厚生労働省の日本人の食事摂取基準に当てはめると、1日の摂取量は148グラムまでです。でも、「昆布抜き、カツオ増」だとその摂取量を考えなくていいので使いやすいと思います。ただ、これは医療機関とか先生の社団のようなところにしか卸すつもりはありません。やっぱり一般的なものも必要なので。

特異成分に反応する方も実際にいらっしゃるし、海外の人は逆にヨード不足でいろんな症状が起きているんですけど、日本人はヨード過剰でこういうことが起きている。とにかく昆布を抜いたものができたので、あと数カ月以内に製品化します。とりあえず試してみてください。

野中　ありがとうございます。まとめると、今の食べ物とかサプリの考え方は、体にいいもの、薬効があるものをとろうとするじゃないですか。でも、それはちょっと気をつけないと、急に体調が悪くなりかねません。

猪股　さっきの代謝の話ですね。

野中　体にいいものがあるために、急ブレーキ、急発進になることで、ちょっときつくなる人も出てきます。本当に体のことをよくわかっていて、必要な栄養を使いたい場合は、体にいいものがない素材のほうが使いやすい場合もあるんです。このことをまとめとしてお伝えできたらいいなと思っています。

■現代はミネラルをとりにくい時代——日本の伝統に見るミネラル摂取

猪股　サプリメントは、この成分がこれだけ入っているとか、有効成分の組み合わせをうたっているでしょう。私はあの考え方が苦手で、やっぱり丸ごととるほうが調和がとれていると思います。例えば、ミネラル水の中にお茶を入れたら黒く濁るじゃないですか。ところが、「だし＆栄養スープ」で溶くとキレート反応が起きないので、ミネラルが濁らない。

野中　赤身のお魚のヘム鉄とかだったら、キレート反応は起きにくいと思います。

猪股　それかもしれないですね。ヘム鉄は分析できるんですかね。

野中　やればできると思いますし、血合いとか赤みがあるお魚は鉄が多いと思います。

猪股　「だし＆栄養スープ」は、魚丸ごとで酸化の原因になるＤＨＡとＥＰＡしか捨てていません。そういう面でキレート作用が起きない。

これは（次頁以降参照）正常な赤血球（画像①）で、これは連鎖しています（画像②）。腸や肝臓が悪いと金平糖みたいな赤血球ができる（画像③）。これがコレステロール（画像④）、これが尿酸（画像⑤）、これはプラークですね（画像⑥）。これはプラークに副流煙のタールがくっついている画像（画像⑦）です。そして、これが着色料、防腐剤、タール色素がくっついている画像です（画像⑧・⑨・⑩）。タール色素は福神漬けに使われています。カレーライスを食べた人の血液です。

これをセミナーのときに見てもらっています。**添加物の中にはリンが多いので、これで**

画像②

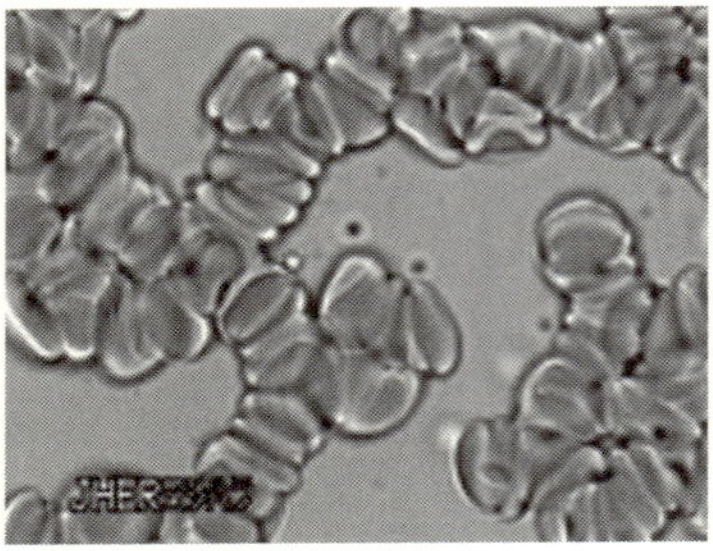

赤血球連鎖

食べ過ぎや過剰摂取による分解不足の脂肪、タンパク質、糖分などでドロドロ状態。血球の表面積が小さくなり酸素や栄養を運べない。

画像①

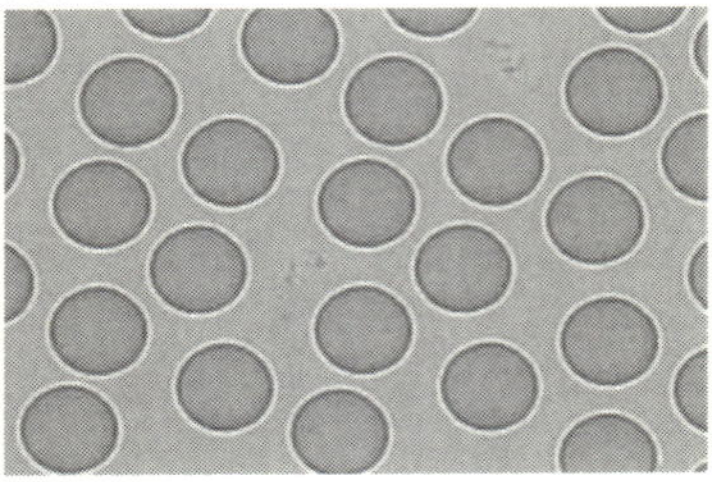

正常赤血球

和食中心、腹八分目。ビタミン、ミネラル、酵素等もスムーズに全身に運ばれる

画像④

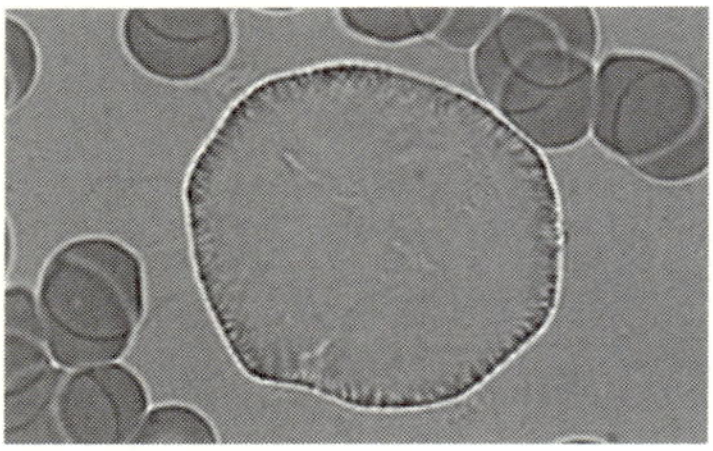

コレステロール

血管に詰まり動脈硬化誘発、脳梗塞、心筋梗塞の原因になる。

画像③

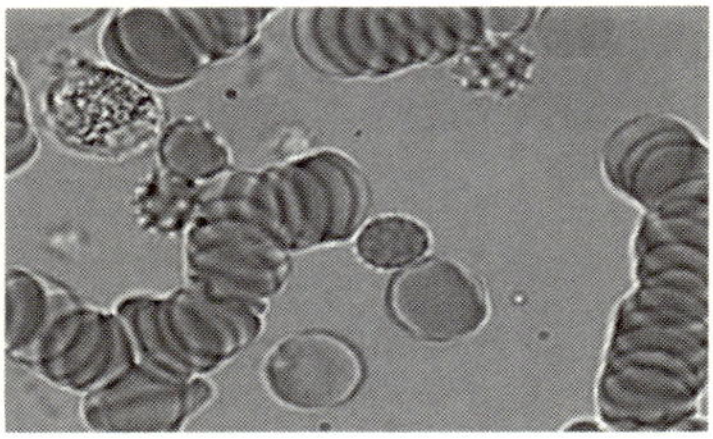

アキャンソＢ

腸や肝臓が悪い時に変形した赤血球

金平糖のような赤血球が現れる。慢性腎疾患や肺の浄化能力の衰えでも現れる。

画像⑤

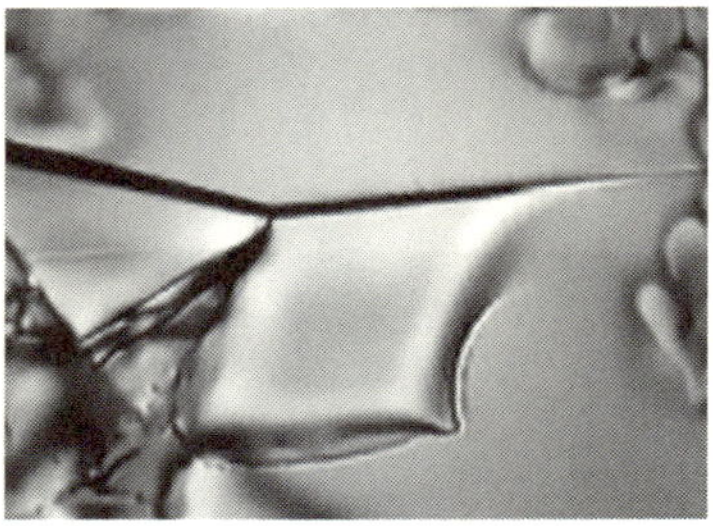

尿酸結晶

画像⑦

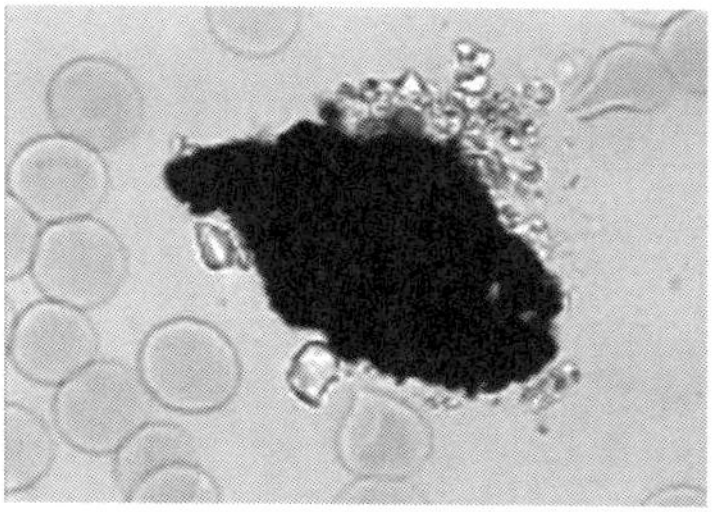

糖と脂肪のプラークに副流煙のタールが付着

画像⑥

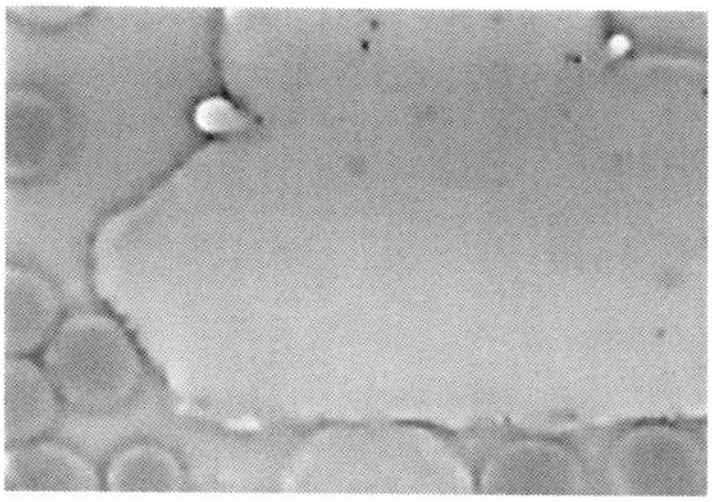

糖と脂肪のプラーク

画像⑨

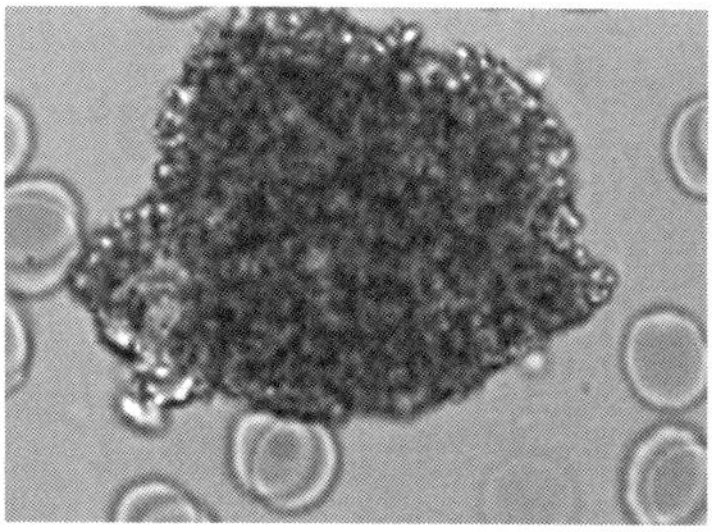

糖と脂肪のプラークに防腐剤が付着

画像⑧

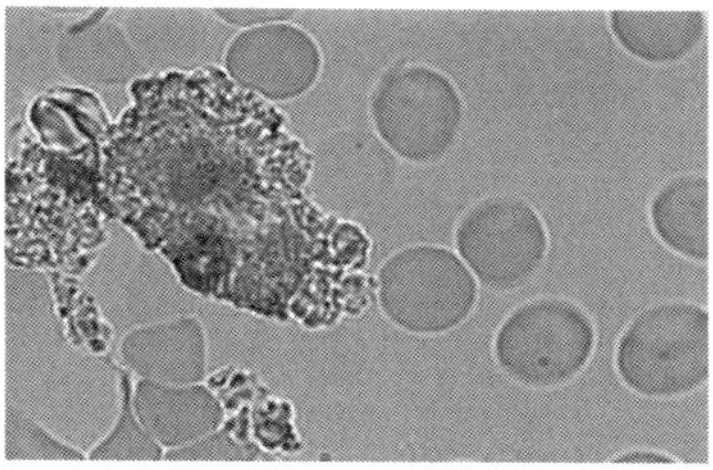

糖と脂肪のプラークに着色料が付着

画像⑩

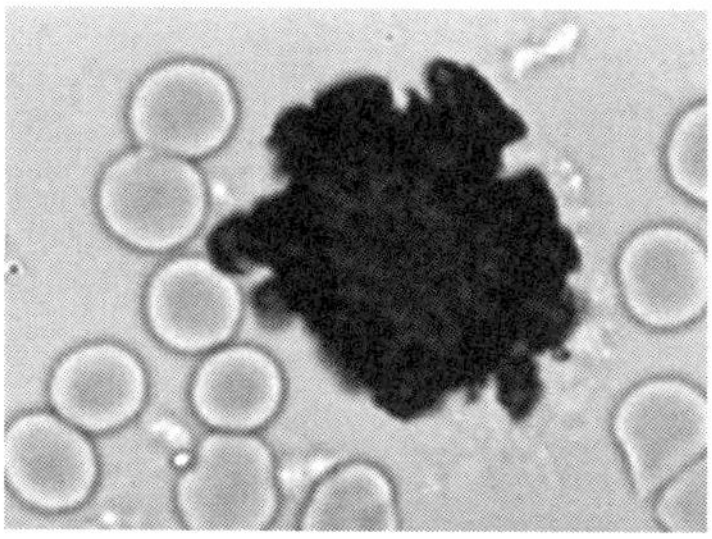

赤色系着色料　福神漬け

体内で分解されにくく細胞に付着しやすい。細胞分裂の時にDNAの複製ミスにつながりやすい。注意欠陥・多動性障害（ADHD）などの行動障害、発がんなど。

多い。

ミネラルを吸収できなくなる。玄米の中のフィチン酸で鉄が吸収できなくなって貧血が起きるときがあるじゃないですか。防腐剤にもリンが入っているし、フィチン酸にもリンが多い。

野中　お茶の中のタンニンはキレート作用が強いので、フィチン酸のリンとくっついたミネラルを引き剝がす力があります。

猪股　逆にそうなんですね。

野中　今までの医学、栄養学の考え方では、タンニンによってキレート化されたミネラルは吸収されないと思われていたんですけど、やってみると、意外と吸収されることがわかってきました。

猪股　タンニンは、体の中で使いやすく分解しやすいわけですね。

野中　ですから、フィチン酸がたくさんあっても、食事のときにお茶を飲んでいたら、そんなに害は出ないのです。

猪股　日本食というのはすごいですね。フィチン酸の害が出ない方法も食文化としてあったわけですね。

野中　実は農業分野では顕著で、今、畑の土が大分疲れているという話が出ています。何が起きているのか。肥料の三大要素は、窒素、リン、カリですよね。リンはフィチン酸に含まれているリンと同じなので、リン肥料を使い続けると、土の中のミネラルが全部リンとくっついて、不溶性のリン酸ミネラルに変わります。そうすると、畑の土の中のミネラルを野菜が吸収できなくなって、実質的なミネラル欠乏状態になることが想像できます。

そこにタンニンを入れると、リンとくっついてるミネラルをキレート化して引き剥がしてくれます。その技術はうちの社団で特許出願していて、そのときに実験して確認しています。**日本の伝統的な農業では「刈敷《かりしき》」といって、タンニンを含む植物資材を春先に畑に入れることを実践していたん**です。

猪股　お茶の葉っぱをまいたりとか？

野中　クヌギの小枝を入れていきます。急激にタンニンを入れると植物が生育障害を起こしてしまうので、小枝が枯れるに従って多過ぎない量が少しずつ入っていくものを資材として入れたのです。

猪股　渋柿で舌が真っ白になるのもタンニンですか。

野中　はい。そんな感じで、日本の食文化とか農業技術はミネラルを有効利用するための仕組みをちゃんと使っていたんです。日本全国で、クヌギの小枝をとりやすくするために、2メートルぐらいの高さで幹を剪定《せんてい》した「台場クヌギ」が見つかっています。台場クヌギを見つければそこにクワガタがいるというので、オオクワガタ愛好家に一時期注目されました。「ところで、この変てこりんな形のクヌギの木は何だろう」と調べてみたら、刈敷という技術で使っていたことがわかったんです。

猪股　昔は、食事中にお茶を飲むなと言ってましたけどね。

野中　というか、食事中は飲まずに、ごはんを食べ終わってからお茶を飲みましょうと言われていました。

■人工甘味料――発達障害や糖尿病を防ぐためには？

猪股　田保先生の報告で、救急車で運ばれるぐらいの生理痛の女性は、病院に行っても絶対に治らない。そんな状態で田保先生と巡り合って、「だし&栄養スープ」を一日に50グラムぐらい飲んだら、次の生理のときに全く痛みがない、ウソみたいに改善したという報告がありました。

野中　女性ホルモンも鉄がないとつくれないので、鉄不足の人は女性系のトラブルが起きやすいですね。あとはタンパク質不足も組み合わさっているので、鉄・タンパク質不足の人は生理痛が強く出たり、生理のリズムが狂ったり、過多出血が起きる場合が多いのですが、鉄とタンパク質をしっかり入れていくとピタッと改善することがあります。

猪股　ハマった例ですね。

野中　意外と、あるあるなんですよ。

猪股　今は添加物で味覚もダメになっています。例えば、妊娠中のお母さんが太るのがイヤでダイエットコーラを飲んだとします。脳はエネルギー源の糖質が入ってきたと思って、吸収しようとして一生懸命インスリンを出す。さっきの甲状腺と一緒ですね。ところが、いくらインスリンを出しても、カロリーゼロの人工甘味料だから糖質が入ってこないんです。胎児はたまったもんじゃない。インスリン抵抗性になって、生まれ落ちて糖尿病でしょう。これが人工甘味料とかの添加物の怖さです。

では、理屈で勉強して添加物をやめられるかというと、やめられない。味覚が狂っているので、添加物でつくった味をおいしいと思ってしまうんです。**ところが、「だし&栄養スープ」をとっていると、ある日突然、添加物でつくった味を受けつけなくなります。**味覚が戻ってくるので、体に合うものをおいしいと感じ始めるのです。そうなると鉄の吸収力も上がります。防腐剤、乳化剤、保存料はミネラルの吸収を阻害しますが、味覚が戻れば、それもごく自然に解消できます。実際、発達障害にも味覚が絡んでいます。

野中　栄養不足になると偏食がきつくなります。発達障害と偏食は同居しているように見えるんですけど、発達障害も根本は栄養不足が原因だと考えられているので、栄養不足になると偏食がきつくなって味覚が大分狂ってくる。偏食が発達障害の原因のように見えるんですけど、実は逆で、栄養不足が原因で偏食が起きているのだと思います。

猪股　胎児のときに急激に細胞が分裂して、左脳と右脳をつなぐ脳梁《のうりょう》という神経の束ができます。右脳ができるときに炎症物質が来ると偏食がきつくなります。

野中　もちろん我々の講座の中でもいろんなことを把握していますが、食べないほうがいい食材のことはあまりお伝えしていません。理由は、体を整えるためにボーンブロススープやペプチドスープを飲んでいると、優しい旨味に慣れて、コンビニで売っているようなガツンと来る旨味はおいしくないと感じて自然に手が出なくなるからです。ちゃんとしたものを食べていたら、あれをやめなさい、これをやめなさいと言わなくても自然に食べなくなるので、そこはあまり強調していません。

猪股　右脳ができるときに添加物とかの炎症物質を入れると、味覚がおかしくなります。だから絶対に入れてはダメです。でも、それを選び出すのが味覚なので、味覚の狂いは怖いです。人工甘味料で味覚が狂っていると、胎児が糖尿病になるのです。

野中　そこも無理やり戻そうとしなくても、しっかり栄養をとっていたらだんだん整っていくので、そういうやり方もあるのかなと思います。

実践論！　鉄緑茶の作り方

——飲めない人もできる効率的な鉄のとり方

■鉄緑茶を飲むにあたっての心構え

鉄ミネラルは、不足しがちな栄養素、鉄とタンパク質を上手にとるための調理技術と食事プログラムです。ここでご紹介する「鉄緑茶」は、鉄をとるためのお薬＝鉄剤や鉄サプリに比べて、飲みやすいかもしれません。それでも、身体の状態、特に栄養不足が深刻な場合、飲みにくい、吐き気がする、おなかが痛くなる、下痢をするなどの拒否反応が出ることがあります。それは、今のあなたの体の状態では鉄はとれないという体からのお知らせです。決して、鉄は必要ないということではありません。

誰よりも鉄やタンパク質が必要な人ほど、鉄やタンパク質に対して拒否反応が出ます。お肉を食べると下痢をするなどといった症状です。それは、「今の自分には合わない」「今のあなたはタンパク質をとらない方が良い」というお知らせです。決して「必要ではない」ということではありません。誤解なきように。

甘いものがやめられない、麺類、ごはんなどをたくさん食べてしまうなど、糖質依存も必ずしも体が糖質を必要としているということではありません。今の体の状態では、鉄・

タンパク質・ビタミンB群が不足しているというメッセージであることが多いです。不足している栄養素を補うと、それほど糖質を欲しなくなることが多いです。糖質を制限しようとするのは、賢明ではありません。

体の声を聴くことと、正確に受け取ることは、少し違います。

鉄ミネラルの特徴は、誰よりも鉄やタンパク質が必要なのに、それをとれなくなった人が、上手に食材を選ぶことで、順番に身体を本来の状態に戻していくための食事プログラムです。治療を目的としているわけではありません。個別の症状に対する質問には、お答えできません。

鉄ミネラル技術は、普通の食事ではどうしても不足してしまう鉄分を日常的に補うための調理技術です。貧血の治療が目的ではありません。日本の伝統的な調理文化では、鉄の調理器具と食材の組み合わせで日常的に鉄がとれていました。それに代わるものと捉えましょう。

鉄緑茶に含まれる鉄分は、多すぎず、少なすぎずの量になります。欲張って飲みすぎにならないように注意してください。鉄過剰になるかならないかは、どれだけ鉄をとったかではなく、体の中の仕組みが調節します。飲みにくいと感じた場合は、無理しないでください。風邪をひいた場合、感染症にかかった場合、飲んでいるお薬によっては、飲みにくいと感じる場合があります。

もしかしたら、しっかり栄養をとると体の状態が変化して、気になる症状が消えていくことがあるかもしれません。それは、あくまで、あなた自身の体が、本来の状態に戻る力を取り戻したということです。○○が治る奇跡の食事プログラムではありません。

体の声を正確に受け取る自信がない方は、鉄ミネラルのおはなし会などへの参加を強くお勧めします。巻末に、鉄ミネラルのおはなし会を開催できる鉄ミネラルアドバイザーの連絡先を掲載しています。是非、ご活用ください。

■鉄緑茶の作り方・使い方

【準備】タンパク質（できたら、ボーンブロススープ、「だし＆栄養スープ」など、スープ系の消化吸収しやすいタンパク質）をとることを習慣化する。

タンパク質の摂取量を増やさずに、鉄緑茶だけを飲むと栄養のバランスが崩れてしまうケースがあります。タンパク質摂取を意識せずに鉄緑茶だけを飲むことは、おすすめできません。

【準備】③以降を参考にして、鉄茶を作って飲む場合、最初は、ほんの少し、あるいは、ものすごく薄いものを様子を見ながら飲んでみてください。はじめから普通の濃さのものを飲むと、その日のうちに、あるいは、2〜3日してから、おなかが痛くなる、下痢をすることがあります。はじめは、様子を見ながら少しずつ試してください。

【本番】

①マグカップにいつものお茶、コーヒー、ルイボスティー、ハーブティーなどを淹《い》れる。温かくても、冷たくてもどちらでも飲用可能（ココア、赤い色のぶどうジュース、赤ワインも使えます）。

②飲み物が入ったマグカップに鉄玉を入れる。

③5分ほど待つと飲み物が黒くなる。

④黒くなった飲み物を飲む（飲む前に鉄玉を取り出しても、入れたままにしても良い）。

⑤待つ時間、飲み切るまでの時間は、ご自身の体調に合わせる（濃い鉄茶を飲むことができる人もいれば、少し濃くなれば飲みにくいと感じる人もいます）。

【注意】

●心地よく飲める限りは、濃くなった鉄緑茶を飲んでも大丈夫です。濃くなりすぎて飲めない場合、新しいお茶を加えて薄めて飲んでください。

●早く効果を出したいと思って、無理して濃い鉄緑茶を飲むのはおすすめできません。一日に吸収できる鉄は、それほど多くありません。心地よく続けられる範囲で、欲張らず、無理をしないことが秘訣です。

●暑い時期など、ポットで水出しの緑茶、ほうじ茶などを作る際に、鉄玉を入れて冷蔵庫などで作ったお茶をポットなどに入れて持ち歩くこともできます。残念ながら、麦茶にはタンニンが少ないので、麦茶で鉄緑茶を作ることはできません。探せば、鉄玉を入れると黒くなる麦茶もあるそうですが、多くはありません。

●ペットボトルのお茶に鉄玉を入れて持ち歩き、半日ぐらいで飲み切るのもおすすめです。ペットボトルの口を通る細い鉄玉を選んで購入してください。

※鉄緑茶の作り方のＳＮＳ等への掲載・転載は行わないでください。

鉄緑茶の作り方

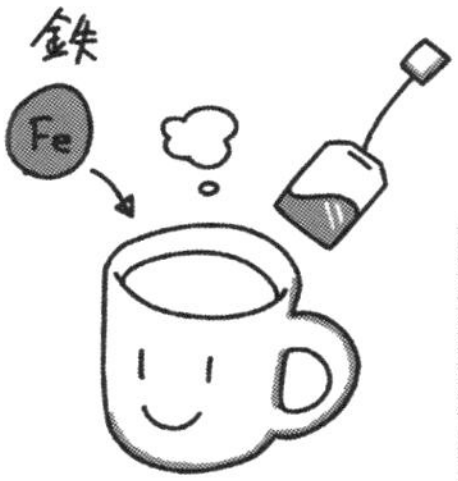

マグカップにいつものお茶、
コーヒー、ハーブティーなどを淹れて
一緒に鉄玉もカップ内へ入れる。

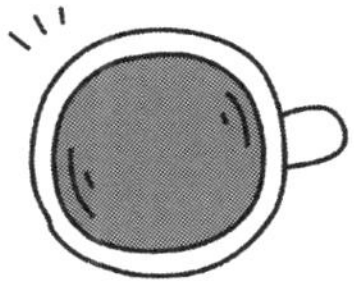

５分ほど待つと、黒くなってくるので
そのまま飲む。
（鉄玉は入れたままでも出してもＯＫ）

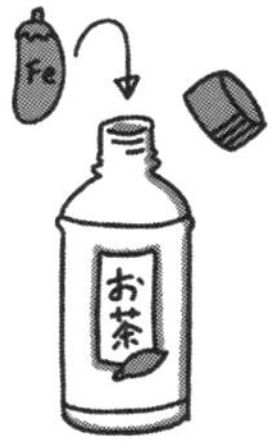

市販のペットボトル入り緑茶に
鉄玉を入れて持ち歩き、半日ぐらいで
飲み切るのもよい。

はじめは、体の声を聴きながら薄いものを
様子を見ながら少しずつ試してください。
心地よく飲める濃さにしていきましょう。
無理をしないことが続ける秘訣です。

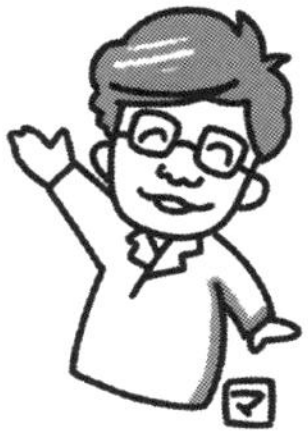

■鉄緑茶が飲めない場合

鉄のお茶が飲みにくいと感じる、気持ち悪くなる、吐き気を催す、おなかが痛くなる、下痢をする人向けの対応方法です。

胃腸の状態がよくないため、どんな形の鉄でもとれない状態になっていることが想像されます。決して、鉄が必要ないということではありませんので、注意してください。誰よりも鉄不足が深刻であるというお知らせであることが多いです。

① ボーンブロスを作って飲む。粉末タイプのもの、レトルト、サムゲタンなどでも良い。お魚由来のフィッシュボーンブロス、「だし&栄養スープ」などもおすすめです。

② ボーンブロスを飲むと気持ち悪くなる、おなかがもたれる、蕁麻疹《じんましん》などの炎症反応が出る場合もあります。その場合は、お味噌汁でボーンブロスを薄めて少しずつ飲むのも良いでしょう。あるいは、ボーンブロスはダメでも、「だし&栄養ス

ープ」なら飲める場合もあります。

③ボーンブロス、「だし&栄養スープ」も飲めない方は、鉄ミネラル野菜を試してみてください。お野菜から十分な量のアミノ酸がとれます。手に入りにくい場合は、家庭菜園で自分で育てることもできます。

④しばらく、ボーンブロス、「だし&栄養スープ」、鉄ミネラル野菜を続けて、最近体調がよくなったと感じたタイミングで様子を見ながら少しずつ鉄緑茶を飲んでみてください。

⑤どれくらいの期間ののちに、鉄緑茶が飲めるようになるかは個人差があります。長い場合は、1年ぐらいかかることもあります。栄養不足の期間が長いほど、回復に時間がかかります。

⑥「だし&栄養スープ」の場合、1カ月当たり、一人で、500g入りを2〜3袋ぐらい集中して飲まないと体調の変化が起きにくいことがあります。特に回復期には、集中的にとることを意識してください。ただし、甲状腺に機能障害がある場合、昆布に含まれるヨウ素に反応して、体調不良を感じる方がいます。気になる方は、昆布などの海藻成分を含んでいない、ボーンブロススープ、鶏がらスープなどがおすすめです。

⑦ 鉄ミネラル生活は、身体を本来の状態に戻して食べたいものを楽しんで食べられるようにすることが目的です。あれはダメ、これはダメと言って、控えた方が良いものはありません。

⑧ 甘いものが食べたい、やめられないという方は、鉄・タンパク質・ビタミンB群をしっかりとることを意識してください。栄養不足が原因で、エネルギー代謝が本来の状態で働かなくなることがあります。結果的に、糖質依存の状態になります。体の声に従って甘いものをとることは、おすすめできません。甘いものを我慢する、糖質を控えるのではなく、不足している栄養素をしっかりとることを意識しましょう。自然に甘いものや糖質が欲しくなくなります。

⑨ 身体が本来の状態で働くようになると、自然に糖質や添加物を美味しいと感じなくなり、手が出なくなります。グルテンを含む食材も乳製品も楽しめる範囲であれば、食べても構いません。

⑩ 不飽和脂肪酸は酸化されやすいですが、身体にとって必要な栄養素です。オメガスリーとオメガシックスをバランスよくとることが必要です。ビタミンEをとることで体内で酸化されやすい不飽和脂肪酸の酸化を防ぐことができます。ビタミンC・ビタミンEをセットでとることで、体内のビタミンEの酸化を防ぐことが

できます。体内ではビタミンCで酸化されたビタミンEを再生するので、両方をセットでとることが重要です。ビタミンC・ビタミンEの両方がとれる茶葉を丸ごと粉末にした粉末緑茶がおすすめです。茶葉をまるごと食べるので、農薬不使用のものがあれば、それをおすすめします。

■普段の食生活で無意識に鉄をとるために

①ネット通販などで探せば、安価な鉄の片手鍋を購入できます。お野菜には、多かれ少なかれタンニンが含まれています。タンニンと鉄鍋の組み合わせを作ることを意識して、お野菜を煮炊きすると自然と鉄分を摂取することにつながります。

②ボーンブロスではとりにくい、必須アミノ酸・トリプトファンを補うために、マイタケなどを加えるのが良いでしょう。

③アミノ酸バランスのとれた卵などをとることもおすすめです。

感謝の言葉

本書の完成にあたり、深く感謝の意を表します。

本書が出来上がるまでの旅路において、多くの方々に支えられ、ご助力いただきました。
ここに記しきれないほど多くの方々のご支援に、心より御礼申し上げます。

特にご尽力いただいた方々

神沢充美
島 裕紀
高橋好美　合同会社 soraumi 代表
隅岡樹里　京都静原 Cafe MILLET
三木哲哉　推拿 ゆらね

連絡先〉

	連絡先媒体	連絡先
	Instagram アカウント	@ yesumamilife
	Instagram アカウント	@chiharu_natural
	メールアドレス	yumi19952006@gmail.com
	WEB ページ URL	https://aromaina.stores.jp/
	WEB ページ URL	https://corps-chou.com/
	メールアドレス	takefumi.yoshikawa@y-resonance.com
	WEB ページ URL	https://tsuku2.jp/hanayui
	WEB ページ URL	https://ladyhur9.com/
	Instagram アカウント	@childbirth_academy
	Instagram アカウント	@ayumi_healthcare
	メールアドレス	balanced-5-loops@ezweb.ne.jp
	WEB ページ URL	https://alolie.com/
	WEB ページ URL	https://mihoco5.com/
	Instagram アカウント	@shoko_aoki
	メールアドレス	naoko.nutrition@gmail.com
	メールアドレス	universe.flow.369@gmail.com
	メールアドレス	withhand.maki@gmail.com
	Instagram アカウント	@yuka_eiyo
	Instagram アカウント	@kiyomi.sunsun
	メールアドレス	hayashimaikoo@gmail.com
	メールアドレス	toride720@gmail.com
	Instagram アカウント	@keiko.naturligt
	Instagram アカウント	@standbyme_company
	メールアドレス	shoga.studio2021@gmail.com
	Instagram アカウント	@shimahikari.nb66
	Instagram アカウント	@keiichi6123
	Instagram アカウント	@ai_aso
	Instagram アカウント	@huka.aroma
	Instagram アカウント	@maminism8118
	メールアドレス	yurumic@gmail.com
	WEB ページ URL	https://momonosatoseitaiin.com/
	メールアドレス	hakucho.a.m.j@gmail.com

〈鉄ミネラルアドバイザー一覧

エリア	活動地域	お名前	メールアドレス
海外	ニュージーランド、日本	丸山国子	kuniko@krwells.net
関東	栃木県	ういちはる	uichiharu@gmail.com
関東	東京都	塚野ゆみこ	yumi19952006@yahoo.co.jp
関東	東京都	上部邦恵	kunie1005@gmail.com
関東	東京都	鮎田奈央海	naomi.a514@gmail.com
関東	東京都	吉川剛史	takefumi.yoshikawa@y-resonance.com
関東	東京都	清水知佳	chikayamamoto@hotmail.com
関東	東京都	レディース鍼灸いとう 伊藤敦子	ladys.hurry.9@docomo.ne.jp
関東	東京都	尾見京子	hypnoba@gmail.com
関東	東京都	ALBAFELNA 榎本歩	ayu.77.nobu@gmail.com
関東	東京都	西山みの	balanced-5-loops@ezweb.ne.jp
関東	東京都	いちかわりえ	eironeu@gmail.com
関東	東京都	高村みほこ	negi.chappi@gmail.com
関東	東京都	青木　祥子	akitan1129@gmail.com
関東	千葉県	和田直子	naoko.wada.1116@gmail.com
関東	千葉県	堀切 紗希	universe.flow.369@gmail.com
関東	神奈川県	牧信介	withhand.maki@gmail.com
関東	神奈川県	中山由香	usasakura0331@yahoo.co.jp
関東	埼玉県	仲谷貴世美	kiiman.dec19@gmail.com
関東	埼玉県	林麻衣子	hayashimaikoo@gmail.com
関東	茨城県	木村剛士	toride720@gmail.com
関東	茨城県	井上けい子	jeannie-magic-lamp@docomo.ne.jp
中部	福井県	清水那夏	standbyme.cpny.882@gmail.com
中部	福井県	山﨑のり子	y.nori.7391@gmail.com
中部	福井県	島光敦子	nobu.kano.hina@gmail.com
中部	新潟県	田口圭一	taguchi7@outlook.com
中部	岐阜県	麻生愛	tsunagu358@gmail.com
中部	愛知県	加古元美	mochiko8739@gmail.com
中部	愛知県	野田真実	mamitun0617@gmail.com
中部	愛知県	中村尚子	yurumic@gmail.com
中部	山梨県	福沢一美	kazumi.fukuzawa@icloud.com
近畿	和歌山県	ハクチョウ鍼灸整骨院 吉村典久	hakucho.a.m.j@gmail.com

	Instagram アカウント	@keibluesky
	Instagram アカウント	@yakomamaenjoy
	WEB ページ URL	https://aoirosmile.com/
	メールアドレス	lavender.teatime.fe@gmail.com @teacup_bobo
	Instagram アカウント	@batako_kenkou
	Instagram アカウント	@ akiko_shizuku
	Instagram アカウント	@pinonplus
	Instagram アカウント	@rin_karadaniyasasii
	WEB ページ URL	https://www.tatsuseikotsuin.com/
	メールアドレス	info@gokigenlab.com
	メールアドレス	kimikoito1212@gmail.com
	メールアドレス	sakuhana8yoco@gmail.com
	メールアドレス	watashinotane@gmail.com
	メールアドレス	mayu08k@gmail.com
	Instagram アカウント	@nao_nnnchi
	WEB ページ URL	https://kotomonotaikenkichi.localinfo.jp/
	Instagram アカウント	@MIYAKO555E
	WEB ページ URL	https://minori-shiga.com
	WEB ページ URL	https://saiolive.thebase.in/items/57006020
	Instagram アカウント	@nanami773330
	WEB ページ URL	https://herb-shin.com/
	Instagram アカウント	@tomomi_tunagu
	WEB ページ URL	https://www.ippukucafe.jp
	Instagram アカウント	@mayaelmo_tayasu
	Instagram アカウント	@mahalo1133
	Instagram アカウント	@atelier_azuki
	Instagram アカウント	@nukka_bokko
	メールアドレス	takuga1985@gmail.com
	Instagram アカウント	@watoto_kyoto
	Instagram アカウント	@hirokoshibatap
	WEB ページ URL	https://salon-earth.jp/
	WEB ページ URL	https://kqivm.hp.peraichi.com/

近畿	兵庫県	岡桂子	keiyuna@gmail.com
近畿	兵庫県	小原八恵子	yaeko1116@gmail.com
近畿	兵庫県	廣澤秀美	hidemi.nyoro@gmail.com
近畿	兵庫県	林由香	yuka-tea@xpost.plala.or.jp
近畿	奈良県	田畑英子	eikoy1005@gmail.com
近畿	奈良県	粕井亜希子	akiko.k314@gmail.com
近畿	奈良県	上森のどか	pinon.plus.s.u@gmail.com
近畿	大阪府	池井佐八香	saya.topaz6@gmail.com
近畿	大阪府	泉本辰徳	tap96jp@gmail.com
近畿	大阪府	田中りん	info@gokigenlab.com
近畿	大阪府	伊藤きみこ	kimikoito1212@gmail.com
近畿	大阪府	城（野澤）洋子	joyocozzz@gmail.com
近畿	大阪府	岸本有加	yukarin.kishi@gmail.com
近畿	大阪府	小東真由美	mayu08k@gmail.com
近畿	滋賀県	神谷奈緒	nerolidoll.n@gmail.com
近畿	滋賀県	おおつかさおり	kotomonotaikenkichi@gmail.com
近畿	滋賀県	遠藤みやこ	miyako.e509@gmail.com
近畿	滋賀県	たついけちひろ	minori5022@yahoo.co.jp
近畿	京都府	吉田祥子	shokosaiin@gmail.com
近畿	京都府	今田菜々美	k.hsi.ktymnnm@icloud.com
近畿	京都府	木村真里	info@herb-shin.com
近畿	京都府	五十嵐智美	hokutomo529@gmail.com
近畿	京都府	いっ福 cafe 藤川アサミ	afujikawa@ippukucafe.jp
近畿	京都府	田保まや	mayaelmo.k@gmail.com
近畿	京都府	瀬和敬子	mahalo1552@gmail.com
近畿	京都府	近藤七恵	kyotogogan2022@gmail.com
近畿	京都府	米ぬか酵素風呂ぬっか ぽっこ　西本敦子	nukkabokko@gmail.com
近畿	京都府	加藤拓雅	takuga1985@gmail.com
近畿	京都府	cafe watoto 梶本由美子	yumi1221rsm@gmail.com
近畿	京都府	柴田浩子	harucommucollege@gmail.com
近畿	京都府	樽井和子	salon.earth.momoyama@gmail.com
近畿	京都府	道端ようこ	charms15beautyclass@gmail.com

	メールアドレス	june.nv@gmail.com
	メールアドレス	miki25619ym1004@gmail.com
	Instagram アカウント	@nijiiro_atsuko
	Instagram アカウント	@yumi_cocochi
	WEB ページ URL	https://peraichi.com/landing_pages/view/tetsu-m
	Instagram アカウント	@alps.uruoinowa
	Instagram アカウント	@madoka_kakehi
	Instagram アカウント	@asa.10101100days
	メールアドレス	sasaki.it.aroma@gmail.com
	Instagram アカウント	@ gakujosanin
	Instagram アカウント	@irisfukuoka
	WEB ページ URL	https://leaf0111.amebaownd.com/
	Instagram アカウント	@limogesfarm
	Instagram アカウント	@rie_kai
	Instagram アカウント	@aoitoribeppu
	Instagram アカウント	@POLARIS_KUMEJIMA

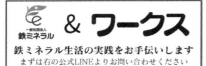

近畿	京都府	北村ジェニー	june.nv@gmail.com
近畿	京都府	中村美喜	miki25619ym1004@gmail.com
近畿	京都府	竹下厚子	atsukotake3838@yahoo.co.jp
近畿	京都府	児島優美	yumi_yumi_yumichan612@yahoo.co.jp
近畿	京都府	樽本敦子	mama.budounoki@gmail.com
中国・四国	徳島県	高田けいこ	uruoi10000jiriki@gmail.com
中国・四国	広島県	掛飛まどか	hakkonojikan@gmail.com
中国・四国	広島県	伊藤真美	jumping_baby811@yahoo.co.jp
中国・四国	広島県	佐々木由華	sasaki.it.aroma@gmail.com
中国・四国	広島県	西本紗織	gaku_mw@yahoo.co.jp
九州	福岡県	木本銑子	irisfukuoka@icloud.com
九州	福岡県	健康回復サロン 葉 leaf 田島葉子	y-g-0111@hotmail.co.jp
九州	大分県	LIMOGES FARM 濱原健	limoges.farm.cafe@gmail.com
九州	大分県	甲斐利恵	rinrinmama10160318@gmail.com
九州	大分県	青い鳥∞黄い蜂 森脇千絵 / 金谷弘二	aoitoribeppu@gmail.com
九州	沖縄県	湯本律子	yumoto_0413@yahoo.co.jp

note 始めました。

鉄ミネラルアドバイザー公式 note

鉄ミネラル公式 | note

野中鉄也　のなか てつや（野中センセ）
大分市生まれ、現在九州・関西2拠点生活。37年間、京都大学大学院工学研究科教員を務める。2022年退職。機械用のオイル開発中に見つけた現象から、液体状の鉄を作る技術を開発。自然の再生、農業、人間が鉄をとるなどに使えることがわかる。特許を取得。個人的に伝えていた技術をより多くの人に使ってもらうために、2019年非営利「一般社団法人鉄ミネラル」設立。300名前後の鉄ミネラルアドバイザーや農家さんとともに活動。21歳のころの神秘的な体験、20代のイギリス留学、1990年代のアメリカ先住民ナバホ族のメディスンマンとの出会いが自然の循環に関する理解の基礎となる。多くの生き物と地球が無理せず幸せに暮らせる世界がビジョン。

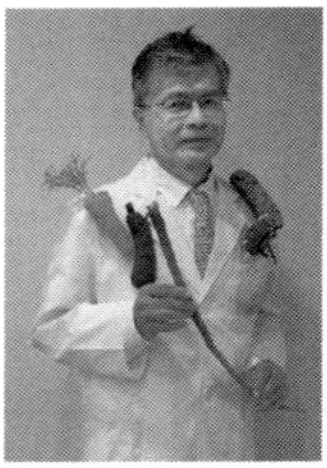
©岸千鶴

岸千鶴　きし ちづる（鶴ちゃん）
一般社団法人 舞姫道 代表理事、チャネリングフォトグラファー、数秘術士、スマイルトレーナー® 元京都市親善大使、書道家、ソウルサウンドライアー奏者。～世界平和は卵焼きから～数秘33の母として、内なる輝きと調和を見出すInstagram インフルエンサー
@chizucamera

牧野内大史　まきのうち ひろし（マッキー）
作家、コンサルタント。著書に『イメージの法則』（ヒカルランド）、スピリチュアル翻訳家として著名な山川紘矢さんたちとの共著や、訳書として『ソウル・オブ・マネー』（リン・トゥイスト著）等がある。

三ツ野みさ　みつの みさ（みさ）
サイキックカウンセラー。幼少期より霊感をもち、壮絶で絶望的な人生を繰り返す中で、あらゆる星を旅する不思議な体験をする。
2015年より、霊能者としての活動をスタート。
自動書記による唯一無二のセッションは、リピーターが絶えない。

猪股恵喜　いのまた けいき
古代食研究家。食べ物を頂くことは命を頂くこと。おいしい部分だけを食べて残りの部分は廃棄されることに疑問を持ち古代食を通じて一物全体食を提唱。魚を頭から尾びれまで丸ごと頂く「だし＆栄養スープ」を普及。

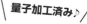

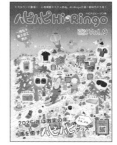

直観力と生命の大いなる神秘の源

【鉄の力】で吹き飛ばす「病い・絶不調」改善マニュアル

第一刷　2024年8月31日
第六刷　2025年5月5日

著者　野中鉄也
岸　千鶴
牧野内大史
三ツ野みさ
猪股恵喜

発行人　石井健資
発行所　株式会社ヒカルランド
〒162-0821　東京都新宿区津久戸町3-11　TH1ビル6F
電話　03-6265-0852　ファックス　03-6265-0853
http://www.hikaruland.co.jp　info@hikaruland.co.jp
振替　00180-8-496587
本文・カバー・製本　中央精版印刷株式会社
DTP　株式会社キャップス
編集担当　川窪彩乃

ISBN978-4-86742-403-2

千年前の食品舎 関連商品

黒のパワーで体身に活力、腎を強化

漢方薬膳（ブラックフードエネルギー）

「古代食 くろご・ペプチド」は、繊維も含めて低分子化されていますので、腸管からの吸収力が抜群です。原種の黒米、黒煎り玄米、野生種の穀物、野生果実などを、大地に蒔けば発芽する状態で丸ごと粉末にしています。精製・成分調整もせず、酸化を抑えた加工で、生きたままのポリフェノールや微量栄養素を天然のまま摂りながら腸内の不要物質を排泄する、美味しい飲み物となっています。一次加工からの全製造行程を日本に移し、100%国内生産にこだわりました。

くろごの名称は、陰陽五行説の【五】と腎に対応する色の【黒】に由来しており、「腎」を強化する食品です。五種類全て「腎」に対応する野生種の黒色食品、黒米、黒大豆、黒胡麻、黒松の実、黒カシスにより構成されています。「腎」の異常によって生殖機能や排せつ機能、耳や髪のトラブルどなが表れやすくなります。足腰がだるい、下半身に力がない、下半身が冷える、夜中にトイレに起きる、おしっこの出やキレが悪い、のぼせやすい、目が疲れやすい、目がかすむなどの体調不良を感じるのは、「腎」が弱っているからかも知れません。また、黒い食材は身体の老化を防ぐぎ、エイジングに役立つと言われています。「古代食 くろご・ペプチド」で若々しく健康な身体を目指しましょう。

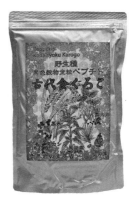

古代食 くろご・ペプチド

8,964円（税込）

内容量：800g　原材料：黒五粉末ペプチド（黒米、黒大豆、黒胡麻、松の実、黒房スグリ＝仏名カシス）（国内製造）、黒煎り玄米、フラクトオリゴ糖、野生植物灰化抽出ミネラル黒粉末（ヒバマタ、ヨモギ、イタドリ、他）　製造元：千年前の食品舎

【お召し上がり方】コーヒーカップ1杯の熱湯に、大さじ山盛り2杯（約25g）の「古代食 くろご・ペプチド」を溶かしてお召し上がりください。よくかき混ぜるほど美味しくなります。腸管からの吸収に優れますので、量を加減しますと赤ちゃんの離乳食としても、ご病弱の方、ご高齢の方の体力回復食としてもお召し上がりいただけます。

ご注文はヒカルランドパークまで TEL03-5225-2671　https://www.hikaruland.co.jp/

＊ご案内の価格、その他情報は発行日時点のものとなります。

本といっしょに楽しむ イッテル♥ Goods&Life ヒカルランド

千年前の食品舎 関連商品

真空高圧煮熟方式とNASAの技術！

イワシ、カツオ、昆布、椎茸を丸ごとペプチド化
病院食でも採用、添加物から子供とあなたを守る！

魚の内臓や骨、目玉まで丸ごと摂れて栄養素が素早く吸収される美味しいスープ
カタクチイワシやカツオのなどの魚と昆布・無臭ニンニク・原木しいたけを「限外濾過膜」という小腸の粘膜よりも微細な透析膜のようなもので濾過し、酸化のもととなる脂肪分や不純物を除き「ペプチド化」しています。
「ペプチド」とは、タンパク質が分解されてアミノ酸として吸収される一歩手前の分子結合のことです。分子が小さいために、栄養吸収に極めて優れています。このペプチドリップ製法で作られた「だし＆栄養スープ・ペプチド」は、水と同じように 12~13分ほどで体内に吸収され、赤ちゃんからお年寄りまで、体力の落ちた方でもきわめて簡単に栄養吸収ができます。無添加の「だし＆栄養スープ・ペプチド」を継続してお飲み頂くと、添加物で鈍くなった味覚が正常に戻り、食材本来の美味しさを感じられるようになります。
使い方はとっても簡単！　お湯で溶かすだけで簡単に黄金色の澄んだ「一番だし」になります。みそ汁のだしや、うどんやラーメンのスープとしてはもちろん、お好みで適量の自然塩や薬味を加えたり、野菜炒めやチャーハンに、ドレッシングに混ぜるなど、様々な料理にお使い頂けます。「だし＆栄養スープ・ペプチド」毎日のお食事に美味しさと栄養をプラスしてみませんか。

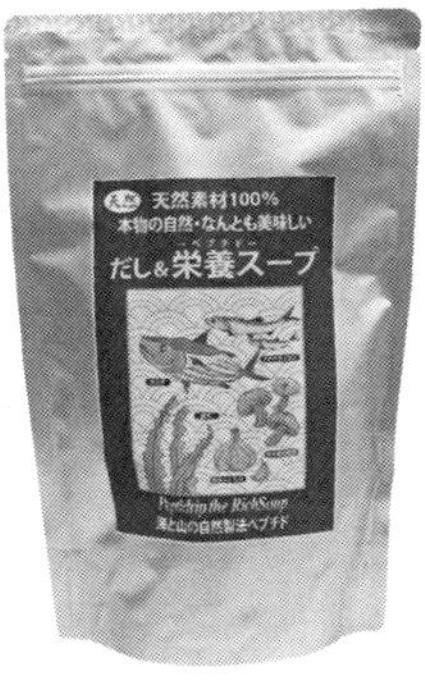

だし＆栄養スープ・ペプチド

3,375円（税込）

内容量：500g　原材料：澱粉分解物（キャッサバ芋・タイ産）、カタクチイワシ、カツオ、昆布、原木栽培椎茸、無臭ニンニク　製造元：千年前の食品舎
「栄養スープ」として、大さじ山盛り一杯（約10g）をカップ一杯のお湯で溶き、就寝前と、朝かお昼の1日2杯お飲みください。